Elogios para *Más allá de la melancolía*

"Shoshana y Pec han diseñado un formato fácil de usar para todos los profesionales que trabajan con mujeres en edad fértil. Si bien el tema es extremadamente complejo, este libro proporciona la información más esencial de una manera concisa. El campo de la salud mental materna necesitaba este aporte desde hace mucho tiempo. ¡Gracias, Shoshana y Pec!"

—Jane Honikman, MS, Fundadora,
Postpartum Support International

"En Más allá de la melancolía, Bennett e Indman ofrecen un manual compacto pero sorprendentemente completo sobre depresión prenatal y posparto. En un formato práctico y fácil de leer, describen sistemáticamente el diagnóstico y la evaluación, explican cómo buscar un psicólogo, explican los mitos relacionados con la lactancia y el vínculo con el bebé, y presentan las opciones de tratamiento. Las sugerencias para familiares y amigos son interesantes y útiles. Se incluye también información detallada de diagnóstico y tratamiento para profesionales de la salud. *Más allá de la melancolía* es un libro de lectura rápida con un formato fácil de manejar. Recomendado para colecciones de salud para el público en general y para profesionales de la salud".

—*Library Journal*

"Como líder en el ámbito de las instituciones sin fines de lucro, mi libro preferido sobre salud mental materna es *Más allá de la melancolía*. Promovemos el libro a través de nuestro trabajo con hospitales, aseguradoras, médicos y otros profesionales. Para nuestros seguidores, el libro es fácil de leer y proporciona la cantidad justa de información sobre trastornos de la salud mental materna".

—Joy Burkhard, MBA,
**Fundadora y Directora,
Centro de Políticas de Salud Mental Materna**

"¡Me encanta este libro! Es fácil de leer y usar como material de referencia para todos los aspectos relacionados con los trastornos del ánimo y de ansiedad perinatales. Les recomiendo este libro a todos los consultorios de obstetricia de mi sistema hospitalario. Es un libro excelente para mis pacientes y es lectura obligatoria para los proveedores de salud que capacito. Gracias a Pec y Shoshana por las actualizaciones recientes que hacen que este libro sea aún mejor".

—**Birdie Gunyon Meyer, RN, MA**
Coordinadora de Indiana, Postpartum Support International
Expresidenta de Postpartum Support International

"Muy fácil de leer y de entender. Informativo, conciso y realmente práctico y sencillo. Una valiosa herramienta tanto para médicos como para el público en general".

—**Joyce A. Venis, RNC, expresidenta**
Depression After Delivery, Inc.
Directora de enfermería, Princeton Family Care Associates

"Este libro, breve pero informativo, es una guía útil para un médico muy ocupado o una madre abrumada".

—**Valerie Raskin, MD, Psychiatrist**
Autora de *This Isn't What I Expected* **y**
When Words Are Not Enough

"Mi esposa, Kristin Brooks Rossell, se suicidó tras una batalla de cuatro meses con la psicosis posparto. Todo aquello que no debería hacerse en el tratamiento de esta enfermedad mortal se le hizo a Kristin. *Más allá de la melancolía* es una guía paso a paso que habría salvado su vida. *Más allá de la melancolía* no es largo, pero el contenido es completo y está bien escrito. Lloré al leer cada página porque sabía que esta información podría haberse usado para evitar el dolor y el sufrimiento innecesarios que padecimos Kristin, yo y nuestras familias".

—**H. Reese Butler II**

"Es una guía indispensable para comprender y tratar la depresión prenatal y posparto. Este libro es una bendición no solo para los proveedores de atención médica, sino también para familiares y amigos de madres que sufren estos devastadores trastornos del ánimo perinatales".

—**Cheryl Tatano Beck, DNSc, CNM, FAAN Profesora, University of Connecticut, Escuela de enfermería, Coautora de la** *Escala de Detección Sistemática de Depresión Posparto* **(Postpartum Depression Screening Scale)**

"Después de leer *Más allá de la melancolía*, encargué inmediatamente varias copias y las repartí entre mis colegas. Es un recurso maravilloso, fácil de leer y lleno de sabiduría práctica. He trabajado con familias posparto durante muchos años y he aprendido mucho leyendo este libro".

—**Maggie Muir, LMFT, IBCLC, Nursing Mothers Counsel**

"Como psicoterapeuta que trata a mujeres durante el período posparto, me he referido a la información en este libro una y otra vez. Las doctoras Indman y Bennett son dos fuentes confiables que comparten información verificada y convierten inteligentemente este tema tan complejo en algo muy claro y comprensible".

—Kim Richardson, MA, LCPC

"Ofrece consejos prácticos y fáciles de seguir para mamás, papás, abuelos y muchas personas más. Lo más importante es que Shoshana y Pec presentan con mucha claridad esta horrible enfermedad. En todo momento me recordaron que mi esposa no estaba sola en su sufrimiento y que se recuperaría completamente con el cuidado apropiado. Este libro me dio esperanza durante un período muy difícil".

—Mark S.

"*Más allá de la melancolía*, escrito por Shoshana Bennett y Pec Indman, es un manual detallado, conciso e informativo que debe estar en manos de todos los proveedores de salud y todas las madres nuevas que sufren de depresión posparto. Es un libro fantástico que contiene todas las preguntas y respuestas necesarias."

—**Shirley Halvorson, Expresidenta, Depression After Delivery (North Carolina) Excoordinadora, Postpartum Support International (North Carolina)**

"Este valioso manual de tratamiento debe estar en manos de todos los profesionales médicos que trabajan con mujeres. Está bien investigado e indexado para referencia rápida y fácil por parte de profesionales de la salud, así como pacientes y sus familias. Como enfermera certificada y asesora de lactancia, me ha resultado especialmente valioso para ayudar a nuevas madres a lograr la experiencia de lactancia materna que quieren con sus bebés. ¡Gracias por disipar muchos de los viejos mitos!"

—**Pat Ross, RN, IBCLC, Kaiser Permanente**

"Antes de leer este libro, pensaba que era la única madre que se sentía de esta manera. ¡Fue muy tranquilizador saber que no estaba sola! Mi esposo leyó el capítulo para parejas y finalmente supo qué decir para ayudarme."

—**Patty B.**

"Este libro es una guía muy valiosa no sólo para las mujeres que padecen estos trastornos, sino que también es de lectura obligatoria para todos los que trabajan con mujeres durante el embarazo y el período posparto. Es un verdadero avance en el área de la depresión prenatal y posparto. Es el único libro que necesita en su biblioteca."

—**Lisa Nakamura, Doula posparto Nurturing Mother Postpartum Services**

Más allá de la melancolía

*Una guía para comprender y tratar
la depresión y la ansiedad
prenatal y posparto*

Shoshana S. Bennett, PhD, PMH-C
Pec Indman, PA, EdD, MFT, PMH-C

Más allá de la melancolía

*Una guía para comprender y tratar
la depresión y la ansiedad
prenatal y posparto*

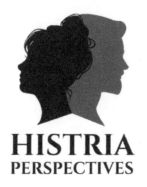

HISTRIA
PERSPECTIVES

Histria Perspectives

Las Vegas ♦ Chicago ♦ Palm Beach

Publicado en los Estados Unidos de América por Histria Books
7181 N. Hualapai Way, Ste. 130-86
Las Vegas, NV 89166 EE. UU.
HistriaBooks.com

Histria Perspectives es un sello editorial de Histria Books y un emprendimiento conjunto de Histria Books y Creative Destruction Media. Los títulos publicados bajo los sellos de Histria Books se distribuyen en todo el mundo.

Todos los derechos reservados. Ninguna parte de este libro puede ser reimpresa, reproducida o utilizada en forma alguna ni por ningún medio electrónico, mecánico o de otro tipo, conocido o por inventar, incluidos el fotocopiado y la grabación, ni en ningún sistema de almacenamiento o recuperación de información, sin el permiso escrito de la Editorial.

ISBN 978-1-59211-632-4 (tapa blanda)
ISBN 978-1-59211-633-1 (eBook)

Copyright © 2025 por Shoshana S. Bennett y Pec Indman

Este libro está dedicado

*A nuestros hijos, Elana, Aaron, Megan y Emily,
por enseñarnos acerca de la tarea de ser madres.
Y a nuestras queridas pacientes,
que nos confían sus peores miedos y sus mejores esperanzas.*

Agradecimientos

Queremos agradecer a K.D. Sullivan y Histria Books, y expresar nuestro agradecimiento a todos los que contribuyeron a este libro. También queremos agradecer a nuestra traductora, Eugenia Corbo, por su dedicación y compromiso a ayudarnos a difundir este importante tema. Estamos agradecidas con nuestros maravillosos colegas de investigación que nos ayudan a comprender, prevenir y tratar mejor los trastornos del ánimo y de ansiedad perinatales. A lo largo del texto, hemos hecho referencia a su valioso trabajo, y encontrará las citas completas en la sección de Recursos. Las autoras agradecen la ayuda en la investigación prestada por Mike Liddicoat, bibliotecario médico sénior de El Camino Health.

Shoshana S. Bennett, PhD, PMH-C
DrShosh.com

Pec Indman, PA, EdD, MFT, PMH-C
Pecfish@gmail.com

Contenido

Prólogo v
Prefacio vii
Introducción ix
Uno: Nuestras historias 1
   La historia de Shoshana 1
   La historia de Pec 9
Dos: Enfermedades psiquiátricas perinatales 13
   Trastornos del ánimo y de ansiedad perinatales 16
   Los aspectos psiquiátricos del embarazo. 16
   Depresión y ansiedad en el embarazo 18
   Melancolía posparto (Baby Blues): no es una enfermedad 21
   Depresión y ansiedad posparto 22
   Trastorno obsesivo-compulsivo 25
   Trastorno de pánico 27
   Psicosis 29
   Trastorno por estrés postraumático 31
   Trastorno bipolar I o II (a veces llamado
   trastorno del espectro bipolar) 33
   Consecuencias de depresión *no tratada* en los padres 35
   Pérdida perinatal 36
Tres: Trastornos perinatales 39
   Cómo elegir un psicólogo o profesional de la salud 40
   Algunas verdades que debe recordar 42
   Cuidado básico para mamás 43
   Mitos sobre el uso de la leche materna 52
   Recuperación 55
   Preguntas y respuestas sobre antidepresivos 55
Cuatro: Parejas 61
   Cosas a tener en cuenta 64
   Qué decir y qué no decir 66
   Consejo de un papá que vivió esta situación 68
Cinco: Familia y amigos 69
   Comunicación con los niños 69

Cosas a tener en cuenta 72
　　Qué decir y qué no decir 74
　　Cosas que puede hacer para ayudar...75

Seis: Profesionales..77
　　Cultura e idioma 78
　　Qué decir y qué no decir 79
　　Evaluación..81
　　Evaluación prenatal...82
　　Evaluación del riesgo previo al embarazo y durante el embarazo...........82
　　Evaluación posparto 85
　　Evaluación del riesgo posparto 86
　　Psicoterapeutas, psicólogos y trabajadores sociales 90
　　Médicos de cabecera 90
　　Pediatras y neonatólogos...91
　　Obstetras/ginecólogos, parteras y otros
　　proveedores de salud de la mujer..92
　　Psiquiatras y otros profesionales autorizados
　　para recetar medicamentos psiquiátricos 93
　　Doulas 93
　　Doulas posparto, enfermeras visitantes y visitadoras a domicilio 95
　　Asesoras de lactancia 96
　　Instructores de clases de parto 97
　　Líderes de grupos para padres...98
　　Otros profesionales 99

Siete: Tratamiento 101
　　¿Por qué es necesario el tratamiento? 101
　　Cuando los papás tienen depresión 102
　　Investigación 103
　　Prevención...104
　　Psicoterapia 107
　　Apoyo social 109
　　Medicina complementaria y alternativa (MCA).......................109
　　Medicamentos para los trastornos del ánimo y
　　de ansiedad perinatales..116
　　Embarazo y medicamentos 117
　　Ansiolíticos 119

    Posparto 127
    Medicamentos y leche materna 130
    Protocolos médicos 132
Recursos **137**
    Sitios web y líneas telefónicas de ayuda 137
    Artículos 140
Appendix **169**
    Terminología 169
    Profesionales de la salud (EE. UU.) 176
Recomendaciones y premios **181**
Seminarios, capacitación, talleres y consulta **183**
Acerca de las autoras **185**
Índice **187**

Prólogo

Esta excelente publicación llena el vacío de información y educación entre las personas afectadas por la depresión posparto (mujeres, hombres y familias) y los profesionales de la salud. ¡Ofrece información concisa para todos! Las personas como yo, que nos dedicamos al trabajo clínico y la investigación en el campo de la psiquiatría perinatal, definimos tratamientos, evaluamos los efectos de los medicamentos en los lactantes, exploramos distintos tratamientos de prevención y mucho más. Son todas tareas muy importantes. Sin embargo, para aprovechar bien la información, debe establecerse la conexión entre la comunidad de familias y los profesionales bien informados.

Extiendo mi agradecimiento a estas dos dedicadas mujeres por su compromiso y su sensibilidad, y a Shoshana y Henry por estar dispuestos a compartir el dolor de su experiencia posparto. Mi más sincero deseo es que el sinnúmero de personas que lean este libro obtengan algún beneficio del dolor que ustedes pasaron, y que esto ayude a aliviar la intensidad del recuerdo.

Katherine L. Wisner, MD, MS
Cátedra de Norman y Helen Asher, Profesora de psiquiatría
y ciencias del comportamiento y de obstetricia y ginecología
Directora del Centro Asher para el estudio
y tratamiento de los trastornos depresivos
Facultad de Medicina Feinberg,
Departamento de psiquiatría y ciencias del comportamiento,
Northwestern University

Prefacio

Los trastornos del ánimo y de ansiedad prenatales y posparto son muy comunes. En los Estados Unidos solamente, más 3.7 millones de mujeres dan a luz cada año. Dado que la tasa de depresión perinatal (desde el comienzo del embarazo hasta el primer año posparto) es alrededor del 20 %, por lo menos 740,000 de estas mujeres se enfermarán.

La tasa de diabetes gestacional es entre 1 % y 3 %, y la de tener un bebé con síndrome de Down en una madre de 35 años de edad es 3 %. Curiosamente, se evalúa en forma habitual a las mujeres para determinar si tienen diabetes gestacional o riesgo de tener un bebé con síndrome de Down, pero no se las evalúa para determinar si padecen o tienen riesgo de padecer enfermedades de salud mental perinatales, que ocurren en 1 de cada 5 mujeres.

Trabajando en nuestras comunidades, nos han pedido muchas veces directrices simples para evaluar y tratar los trastornos del ánimo y de ansiedad perinatales. Las madres y sus parejas nos han hecho reiteradamente esta pregunta: "¿Por qué nos pasa esto y qué podemos hacer al respecto?" Se han escrito muchos libros y artículos muy buenos sobre este tema. Nuestro objetivo principal es resumir la información y las investigaciones más actuales en un formato práctico y fácil de usar.

Este libro no debe utilizarse en lugar de asesoramiento individual, grupos de apoyo o una evaluación médica. Tampoco pretendemos que sea un libro de texto completo. *Más allá de la melancolía* proporciona información fundamental para proveedores de atención médica y familias. Nuestra intención es proporcionar la información más importante y más actualizada posible sobre evaluación, tratamiento y recursos.

En el Apéndice, encontrará definiciones de los términos utilizados en el libro.

Aunque intentamos ser inclusivos, queremos reconocer que casi todas las investigaciones se han centrado en las madres o los padres biológicos. Esperamos que la investigación se extienda en el futuro a la gran variedad de familias que crían niños, incluidos los abuelos.

Introducción

Darle la bienvenida a un bebé es como abrir la puerta a un sinnúmero de posibilidades. Todo puede suceder. Como profesionales de la salud, hacemos todo lo posible para ayudar a los padres a prepararse para el nacimiento. Sin embargo, a menudo, tratamos muy por encima la realidad de que volver a casa con un recién nacido que tiene su propio temperamento y quiere comer todo el día requerirá indudablemente un muy gran ajuste en la forma de vida.

Una madre debe recuperarse de su experiencia de parto mientras su cuerpo atraviesa un tremendo revuelo hormonal que es como una montaña rusa. Solo la falta de sueño puede hacer que la madre deambule por la casa como perdida en la niebla. También está conociendo a su recién nacido mientras confronta la realidad de que su vida anterior ya no está y que no es más dueña de su tiempo.

¿Puede todo esto resultar abrumador y conducir a problemas de salud mental perinatales? La respuesta es sí. Sin embargo, no es motivo para perder la esperanza. Los trastornos del ánimo y de ansiedad perinatales son condiciones que pasarán si se recibe excelente ayuda. Las mujeres, sus parejas y sus familias se recuperan y pueden disfrutar plenamente de sus vidas. *Más allá de melancolía, una guía para comprender y tratar la depresión y la ansiedad prenatal y posparto* es un recurso que ha ayudado a un sinnúmero de profesionales de la salud, padres y familias a reconocer los signos de trastornos perinatales y a ayudar a quienes los sufren.

Más allá de la melancolía está al día e incluye las investigaciones más actuales. Es fácil de entender y ofrece explicaciones prácticas y concisas. Con un enfoque sencillo que saca el tema a la luz, presenta una variedad de soluciones efectivas. *Más allá de la melancolía* también ayuda a eliminar el estigma y la vergüenza que se han asociado con los trastornos perinatales. El apoyo y la guía para madres, parejas y familias se basa en más de 55 años de experiencia combinada de las dos autoras.

Más allá de la melancolía es un excelente recurso para los profesionales y para quienes sufren. Este libro me ha ayudado a ayudar a nuevos padres que están sufriendo. Ésta es claramente la mejor guía de salud mental que he utilizado en toda mi carrera. Estoy tan convencida de su valor, que tengo copias en mi oficina para regalar a cualquiera que necesite ayuda.

—**Barbara Dehn, RN, MS, NP**
("Nurse Barb")

Uno

Nuestras historias

Llegamos a esta especialización profesional por caminos muy diferentes: una a través del sufrimiento personal; la otra a través del activismo social.

La historia de Shoshana

Mi esposo Henry y yo esperábamos con ansias el nacimiento de nuestro primer hijo. Disfrutábamos de un matrimonio estupendo y habíamos planeado cuidadosamente la llegada de los hijos a nuestro hogar. Ambos nos habíamos criado en familias saludables y estables con sistemas de valores sólidos. Éramos personas educadas con carreras exitosas: mi esposo, un profesional de recursos humanos y yo, maestra de educación especial. Además, yo tenía muchos años de experiencia con niños: tuve mi primer trabajo como niñera a los 10 años.

Me sentía muy segura estando a cargo de niños. Cuando pensaba en el futuro, siempre me imaginaba con hijos. Estaba muy orgullosa de ser una persona segura, capaz de mantener el control incluso en circunstancias difíciles. Henry tenía cuatro hermanos y siempre había querido tener una familia grande. Teníamos muchos planes muy bien pensados para el futuro y esperábamos con mucho entusiasmo la llegada de los hijos.

Me sentí muy bien durante el embarazo, tanto física como emocionalmente. Después de las clases de parto, Henry y yo sentíamos que estábamos preparados para el gran momento. Se mencionaron de pasada las cesáreas y no se dijo absolutamente nada acerca de posibles dificultades relacionadas con el estado de ánimo durante el embarazo o después del parto. Las clases eran más que nada sobre técnicas de respiración y sobre qué empacar para llevar al hospital. En la parte superior de cada una de las hojas del anotador que nos entregó la instructora decía: "Ningún medicamento, por favor". Y se daba por sentado, por supuesto, que todas las mujeres elegirían amamantar.

Padecí cinco días y medio de trabajo de parto temprano (trabajo de parto real, pero improductivo), durante los cuales no podía dormir por la incomodidad. Esto fue seguido de otro día de trabajo de parto intenso (pero todavía temprano). Mi bebé estaba en posición transversal y posterior, una posición que provocaba fuertes dolores en la espalda durante el trabajo de parto. Me retorcía cada vez que sentía el dolor: como un martillazo que me daba primero en el frente y luego, sin darme ningún descanso, en la espalda. Después de casi no dormir durante una semana, me sentía tan dolorida por dentro y tan cansada que pensaba que realmente me iba a morir. En ese momento sucedió algo muy extraño. De repente, me di cuenta de que estaba flotando sobre mí misma, observando cómo sufría. Aunque en el momento no sabía definir esa extraña sensación, ahora sé que se llama experiencia extracorpórea. Como seguía sin dilatarme, finalmente me hicieron una cesárea.

Todo esto destrozó mi ilusión de control. Había sido una bailarina profesional, y mi cuerpo siempre había hecho lo que yo quería. Durante este momento horrible, la imagen que me venía a la mente con frecuencia era una hermosa y perfecta esfera de cristal transparente que explotaba violentamente en millones de pedacitos. Esa esfera era el yo que sentía que estaba perdiendo. Mis sentimientos de control e independencia fueron reemplazados por desesperación y desamparo. La consecuencia fue un trastorno por estrés postraumático que me persiguió durante años.

Pronto aprendí a hacer algo que haría durante mucho tiempo: actuar. Me convencí de los mitos de que debo sentir una alegría y una satisfacción instantáneas en mi papel de madre, y también una conexión emocional inmediata con mi bebé. Cuando colocaron a mi hija, Elana, en mis brazos, logré decir correctamente todas las palabras del guion. "Hola mi amor, qué contenta me pone que finalmente hayas llegado", dije con el deseo de sentir lo que decía. Por dentro, estaba como anestesiada.

Los sentimientos abrumadores, el miedo y el pesimismo aumentaron a medida que se acercaba mi primera consulta posparto con mi obstetra. Mientras conducía hacia el consultorio del doctor, mi nivel de ansiedad aumentó hasta niveles inimaginables. Paré el automóvil al costado del camino. Encorvada sobre el volante, experimenté mi primer ataque de pánico. Cuando volví a casa y llamé para disculparme por faltar a la cita, lo único que percibí fue un leve tono de molestia, en lugar de preocupación, por parte de la recepcionista.

Había perdido todo el peso del bebé en el hospital, pero apenas cuatro meses después del parto, tenía 40 libras (18 kilos) de sobrepeso. Siempre había tenido una excelente relación con mi obstetra, y siempre me había sentido respetada como una paciente inteligente. Ahora, yendo a su consultorio hecha un manojo de nervios y depresión, me sentía avergonzada y vulnerable. Mientras esperaba en la sala de espera, rodeada de futuras mamás y de mamás con bebés recién nacidos en brazos, mi sentimiento de culpa se intensificó. Me convencí totalmente de que nunca debería haber tenido un bebé.

Aunque mi doctor tenía buenas intenciones, su enfoque casi técnico no servía para tranquilizarme. Se concentraba principalmente en la incisión, no en mi gran aumento de peso o en mi llanto incontrolable. Sintiendo mucha vergüenza, le confesé algunas cosas que sentía, incluso que "si la vida va a ser así, no quiero seguir viviendo". Me sentí horrorizada y herida cuando se recostó en su silla, se río y dijo: "Es normal. Todas las mamás sienten esta melancolía". Me dio su número de teléfono particular para que llamara a su esposa, pero no me derivó a ningún especialista. Al final de la cita, que duró diez minutos, comencé a experimentar mis primeros pensamientos suicidas serios.

Hablé con la esposa de mi doctor, quien estaba convencida de que mi problema era que mi bebé me estaba manipulando. Me dijo que lo único que tenía que hacer era regular los horarios de la bebé. También —aunque bastante reacia— me inscribí en un grupo para nuevas mamás; como todos lo recomendaban, decidí intentarlo. Esa fue una de mis acciones más destructivas. Al entrar en una habitación llena de madres felices que mecían a sus bebés en brazos, me sentí más marginada que nunca.

Hablar sobre "problemas" en este grupo significaba reflexionar sobre la mejor manera de sacar las manchas de leche de la ropa, controlar los eructos y calmar a un bebé quisquilloso. Cuando comenté que no estaba pasándolo bien, un silencio incómodo se apoderó de la reunión. Luego me enteré de que mi nombre había sido eliminado de la lista de niñeras del grupo. Al irme de la primera y única reunión a la que asistí, me sentí más fuera de lugar y más asustada que nunca. Ahora sabía con certeza que era la peor madre del mundo.

Amamantar era otra complicación. Aunque mi hija se prendía fácilmente a los pezones, los pechos me dolían mucho por la inflamación y el sangrado. Durante el embarazo, había sido una de las "buenas" estudiantes y había preparado bien los pezones, tal como las enfermeras habían recomendado: frotándolos con un paño para endurecerlos. Decidí pedirle ayuda a una líder de una renombrada organización de promoción de la lactancia.

Me dio varias sugerencias muy útiles acerca de cómo aliviar los dolores que sentía al amamantar. Sin embargo, su apoyo emocional se acabó súbitamente cuando le dije que en seis meses iba a empezar a trabajar otra vez e iba a tener que dejar de amamantar. Tras este comentario, se fue de mi casa repentinamente. En ese momento, decidí dejar de amamantar, y me sentí un verdadero fracaso.

La vida en casa era insoportable y me aterrorizaba. Tenía todos los síntomas de un trastorno obsesivo-compulsivo posparto. Tenía constantemente pensamientos horrendos acerca de hacerle daño a mi bebé. Me imaginaba que cualquier objeto de la casa podría dañar a mi indefensa hijita. Algunos de los temores comunes incluían tirar a mi bebé accidentalmente por la baranda del segundo piso, tirarla en la chimenea encendida, o ponerla en el horno microondas. Me daba miedo estar sola con mi bebé. Nadie, ni siquiera mi esposo, sabía acerca de estos pensamientos horribles: apenas era capaz de admitirlos a mí misma.

Las veces que lograba dormir, me despertaba a la mañana con un ataque de pánico, y me preguntaba si iba a poder sobrevivir un día más. Algo tan simple como mirar televisión podía convertir un día que ya era insoportable en una depresión aún más profunda. Los anuncios que mostraban a alegres mamás con vestidos blancos, con bebés desnudos en brazos, disfrutando de cambiar pañales y sonriendo con cara angelical al mirar a su pequeño tesoro, sólo lograban aumentar mi depresión. Este tipo de anuncios eran sutiles recordatorios de las diferencias que existían entre todas las demás mamás y yo.

Cuando mi esposo se iba a trabajar, yo le rogaba, "¡No te vayas; no puedo hacer todo esto sola!" Al volver de trabajar, Henry me encontraba en el mismo estado emocional en el que me había dejado por la mañana. Todavía recuerdo a mi esposo espiando por la ventana de adelante todas las noches con preocupación, tratando de ver cuántas personas estaban llorando. Si era una sola, era yo.

Henry ya no sabía qué hacer conmigo. Su madre, que había trabajado como enfermera posparto durante veinte años, y que había parido cinco bebés sin sentir ningún tipo de "melancolía", no hacía más que darle a Henry información inútil, como "Shoshana es madre ahora. Tiene que dejar de quejarse y hacer su trabajo". Mi único momento de alivio era por la noche, cuando le entregaba la bebé a Henry, me sentaba en el auto estacionado junto a la casa y lloraba durante media hora. En mi vida no había lugar para risas, humor, amigos o planes. Lo único que había era desolación.

Mi madre vino a quedarse con nosotros las primeras tres semanas. Me brindó mucho apoyo pero, a pesar de su experiencia como psicóloga, no reconoció los signos de esta grave enfermedad. Durante el año siguiente seguí empeorando. No permitía ningún tipo de conexión emocional o física con mi esposo. Seguía sin dormir lo suficiente a causa del insomnio y la ansiedad, comía sin disfrutar de la comida, y me limitaba a cumplir con la rutina con mi hija. Sentía que me habían enterrado viva y que ni siquiera podía escarbar para salir a la superficie. Fui a ver a una psicóloga que jamás solicitó información acerca de antecedentes de depresión o ansiedad en mi familia. Lo único que hizo fue escarbar en mi pasado y, si no encontraba algún problema real, lo inventaba. Primero culpó a mi abuela; luego, a mi hermana. Después intentó convencerme de que mi enfermedad se debía a que había tenido una cesárea. Terminé sintiéndome "más loca" que antes de ir a la psicóloga. Juré que jamás volvería a confiar mis problemas a otro profesional. Cuando Elana tenía dos años y medio, la ansiedad y la depresión comenzaron a mejorar significativamente. Empecé a pensar que quizá sí podía ser una buena madre. Mi cabello comenzó a rizarse nuevamente por primera vez desde el parto. Comencé a disfrutar de la comida y comencé a ver en color nuevamente, y ya no en gamas de gris.

Mi segundo embarazo, al igual que el primero, no tuvo ningún tipo de complicación. Para ese entonces, disfrutaba de mi hija y me encantaba la idea de tener un segundo bebé. Después de dos días de trabajo de parto temprano, decidí que quería una cesárea. La flamante sensación de alegría y alivio de la depresión se desvaneció inmediatamente después del nacimiento de nuestro hijo, Aaron. Aunque físicamente era capaz de encargarme del bebé, los sentimientos de "soy una incompetente" reaparecieron. Me enojaba muy fácilmente con Elana, que tenía sólo tres años y medio. Con mi experiencia como maestra y mis conocimientos sobre desarrollo infantil, no tenía palabras para describir la vergüenza que sentía por tratar así a mi hija. El poco tiempo que Elana había podido disfrutar realmente de su mamá se desvaneció de repente.

En 1987, cuando Aaron tenía casi un año, Henry me llamó emocionado para que fuera a mirar un documental sobre depresión posparto que estaban pasando en la televisión. No salía de mi asombro a medida que el programa describía el trastorno, los síntomas, las causas y las posibles curas. Cuando finalizó el programa, lloré durante una hora. Miré a mi esposo y le dije: "¡Esa soy yo!" Fue tan grande la sensación de alivio que sentí al escuchar finalmente una descripción de la turbulenta agonía que había atravesado, que parecía que me habían sacado una enorme carga de encima. Y lo que era igual de importante: finalmente supe que la depresión posparto era diagnosticable, tratable y curable. Si esta enfermedad era tan común como decían, ¿dónde estaban las demás mujeres que la padecían? ¿Y por qué permiten que nosotros y nuestras familias suframos sin recibir ayuda de profesionales?

Empecé a leer todos los materiales que pude conseguir, de todas partes del mundo, y me di cuenta de que muchos países están años luz más avanzados que los Estados Unidos en cuanto al reconocimiento y el tratamiento de los problemas de salud mental posparto. Durante mi investigación, conocí a Jane Honikman, la fundadora de Postpartum Support International, en Santa Barbara, California.

Jane me ofreció información muy valiosa para que yo pudiera comenzar un grupo de autoayuda en la zona de la Bahía de San Francisco.

Aunque seguía deprimida, estaba muy entusiasmada por todo lo que había aprendido y quería compartirlo con otras mujeres que padecían o habían padecido la enfermedad. A diferencia del grupo para nuevas mamás a cuya reunión había asistido, mi grupo sería un lugar en el que las mujeres se sentirían seguras para hablar abiertamente sobre la depresión y la ansiedad, sin temor a ser juzgadas. Todavía no había internet en la década de 1980. Coloqué dos carteles: uno en el supermercado local y otro en el consultorio del pediatra de mis hijos. ¡La respuesta fue atronadora! Recibí llamadas de todo el norte de California, y algunas de lugares mucho más lejanos, como Hawái. Todas las semanas, la sala de mi casa se llenaba con seis a quince mujeres, desesperadas en busca de apoyo y orientación.

Llegué a la convicción de que las enfermedades posparto requieren el mismo nivel de apoyo, atención psicológica y herramientas médicas que otras enfermedades mentales. Así fue que tomé la decisión de comenzar una nueva profesión dedicada a estudiar y tratar los trastornos del ánimo y de ansiedad posparto. Desde entonces me convertí en psicóloga clínica, fundé una organización local, me convertí en presidenta de Postpartum Health Alliance (organización estatal de California) y en presidenta de Postpartum Support International. Me pidieron que escribiera tres libros después de *Más allá de la melancolía*, creé la primera aplicación para depresión posparto y soy la directora ejecutiva de la película "Dark Side of The Full Moon (El lado oscuro de la luna llena)". Jane Honikman y yo cofundamos y dirigimos actualmente el Parental Action Institute, y formo parte del Consejo Asesor del Presidente de Postpartum Support International.

Durante más de 37 años, los grupos de apoyo que comenzaron en la sala de mi casa, continuaron y se expandieron. Como oradora, autora y psicóloga es un placer seguir desarrollando mi vocación.

La historia de Pec

Desde que tengo memoria, he tenido interés en temas políticos, emocionales y sociológicos relacionados con las mujeres. En la década de 1970, estudié para ser asistente médica en consultorios de médicos de familia y trabajé en clínicas comunitarias durante varios años. Mis intereses fueron cambiando y mi trabajo me terminó llevando a lugares como clínicas para mujeres, un centro de salud para empleados ubicado en una empresa, un centro de evaluación física y programas de control de peso.

Me inscribí en una maestría en psicología de la salud y luego decidí realizar un doctorado en psicoterapia. Durante este período, también obtuve mi licencia en terapia de parejas y familiar (MFT, por sus siglas en inglés). Muchos de mis pacientes venían por recomendación de médicos; y gran parte de mi trabajo con pacientes —en particular mujeres— se centraba en temas relacionados con la salud y el bienestar emocional.

Un día, mientras esperaba en la sala de espera de un doctor para una reunión, encontré un folleto de Postpartum Support International que describía la depresión posparto. Tomé nota de la dirección porque quería saber más sobre el tema. Cuando recibí más información acerca de la depresión posparto, tuve sentimientos muy confusos. Sentí tristeza, enojo, frustración y mucha bronca. En todos mis años de capacitación, no había aprendido nada acerca de los trastornos del ánimo perinatales. Me puse a pensar en todas las mujeres que probablemente había diagnosticado mal. ¿Por qué a los profesionales de la salud no se les enseña acerca de estos trastornos? La bronca me llevó a la acción.

Mi segunda hija nació cuando yo tenía 40 años, después de análisis de fertilidad, una laparoscopia, un aborto espontáneo y gracias al clomifleno (Clomid), una medicación que promueve la fertilidad. Mis embarazos se desarrollaron sin problemas, pero los nacimientos de mis dos hijas —que pesaron 4 kilos (8.5 libras) cada una— fueron por cesárea. Ambos nacimientos fueron experiencias positivas. Mi hija mayor ayudaba a mecer a su hermanita en la mecedora en la sala de recuperación, mientras mi esposo, mis padres y mi hermano celebraban. Sí sentí melancolía después del parto, pero las dos veces los sentimientos pasaron una vez cicatrizada la herida de la cesárea. En general, mis embarazos, partos y experiencias posparto fueron positivos. Esto no hizo más que aumentar mi bronca al informarme acerca de los trastornos del ánimo y de ansiedad perinatales. ¡Todo el mundo debería tener derecho a disfrutar de un embarazo y un posparto emocional y físicamente sanos! Y todos los proveedores de salud deben evaluar y tratar los trastornos de salud mental del mismo modo que lo hacen con la diabetes gestacional o cualquier otro problema de salud perinatal.

Mi experiencia como activista política me sirvió mucho. Me afilié a organizaciones, leí libros y asistí a conferencias y talleres de capacitación. Jane Honikman de Postpartum Support International me comentó acerca de una mujer del East Bay de San Francisco, Shoshana Bennett, que se dedicaba a los trastornos posparto. La llamé y le pedí reunirme con ella para asegurarme de que estaba bien encaminada. Desde entonces, he sido coordinadora de Postpartum Support International. También he dirigido el comité de educación y formación de PSI. He creado planes de estudios, dictado conferencias y dado cursos de capacitación en todos los Estados Unidos; y he tenido el honor de dar charlas magistrales en Beijing y Shanghái (China), en Jakarta (Indonesia) y en la Ciudad de México. He trabajado como consultora para programas perinatales del gobierno local y federal. Como miembro del comité educativo de PSI, fue para mí un placer haber participado en la creación de nuestro primer video educativo *Madre Saludable, Familia Feliz* (ver la sección de Recursos). Más recientemente, obtuve la certificación nacional como Proveedor de salud mental perinatal. Actualmente soy experta en la materia para el Comité de Certificación y también formo parte del Consejo Consultivo de PSI.

Este trabajo se convirtió en mi pasión. Nunca había sentido una satisfacción tan grande a nivel personal y profesional. Espero que nuestros lectores se unan a esta misión.

Dos

Enfermedades psiquiátricas perinatales

Algunas de las palabras o términos que utilizamos son terminología médica. Hemos incluido un apéndice al final del libro para aclarar y explicar los significados de estas palabras.

Los trastornos del ánimo y de ansiedad perinatales ocurren durante el embarazo y el primer año después del nacimiento. Los términos *prenatal* o *antenatal* (durante el embarazo) y *posparto* o *posnatal* (después del nacimiento) también se utilizan para describir más concretamente cuándo se presentan estos trastornos. Estos trastornos del ánimo y de ansiedad se activan principalmente por cambios hormonales, que a su vez afectan a sustancias químicas del cerebro llamadas neurotransmisores. La genética, así como las situaciones de la vida que provocan estrés, como una mudanza, una enfermedad, la falta de apoyo de la pareja, problemas financieros y aislamiento social son también factores importantes y pueden tener un efecto negativo sobre el estado de salud mental de una persona. Los padres que han tenido pérdidas perinatales y problemas de fertilidad tienen un mayor riesgo de experimentar un trastorno de salud mental, al igual que los padres que han adoptado. Los padres LGBTQ (lesbianas, gays, bisexuales, transexuales, personas que se cuestionan la orientación sexual o de género) también tienen un mayor riesgo de desarrollar un trastorno del ánimo o de ansiedad perinatal debido a la discriminación y por contar con menos apoyo social. Las familias militares también tienen un mayor riesgo de depresión posparto. Comprender sus factores de riesgo y ocuparse de ellos puede reducir una crisis. Un sólido apoyo emocional, social y físico ayudará con la recuperación.

Los trastornos del ánimo y de ansiedad perinatales ocurren en cualquier lugar en el que nacen bebés. En un estudio realizado en 2020 (Prom) se descubrió que la depresión perinatal en los países de ingresos bajos y medios era del 25 %, frente al 7 %–15 % en los países de ingresos altos. La ansiedad prenatal en los países de renta baja y media fue del 18 %, frente al 13 % en los países de renta alta. Las tasas aumentaron hasta un 34 % durante la pandemia de COVID-19 (Chen, 2022).

Los trastornos del ánimo y de ansiedad perinatales tienen un comportamiento muy distinto al de otros trastornos del ánimo y de ansiedad que se padecen en otros momento, dado que los niveles hormonales se encuentran en fluctuación. Una mujer que padece un trastorno del ánimo o de ansiedad perinatal suele sentir que está perdiendo el control, ya que nunca puede predecir cómo se va a sentir en un momento determinado. Por ejemplo, a las 8 de la mañana puede estar muy ansiosa, a las 10 sentirse casi normal y a las 10:30 estar deprimida.

Nuestras pacientes con antecedentes de depresión nos dicen que la depresión perinatal se siente muy diferente (y generalmente mucho peor) que las depresiones que han padecido en otros momentos de sus vidas. Una de las pacientes posparto de Shoshana es una mujer que sobrevivió el cáncer de mama. En un grupo de apoyo, explicó elocuentemente lo que sentía:

Cuando tuve cáncer, pensé que se trataba de la peor experiencia que tendría en la vida. Estaba equivocada: esto es peor. Con el cáncer, me permitía pedir y recibir ayuda y la depresión era predecible. Estaba rodeada de familiares y amigos, que me traían comidas, limpiaban mi casa, y me brindaban muchísimo apoyo emocional. Sin embargo, durante la depresión posparto, me siento culpable por pedir ayuda y me avergüenzo de mi depresión. Todos esperan que me sienta feliz y no aceptan que esta enfermedad es tan real como el cáncer.

Los padres que experimentan estos síntomas tienen que hacerse escuchar e insistir en recibir la atención adecuada. En el pasado, a estas enfermedades se les restaba importancia e incluso se las descartaba. Las investigaciones han demostrado lo importante que es tratar los trastornos del ánimo y de ansiedad perinatales para la salud y el bienestar de la persona enferma, el bebé y toda la familia.

En 2017, el Colegio Estadounidense de Obstetras y Ginecólogos (ACOG, por sus siglas en inglés) notó la gravedad de estas enfermedades. "Los trastornos del ánimo y de ansiedad perinatales se encuentran entre las afecciones de salud mental más comunes que enfrentan las mujeres en edad reproductiva. Cuando no se tratan, los trastornos del ánimo y de ansiedad perinatales pueden tener efectos adversos profundos en las mujeres y sus hijos, que van desde un mayor riesgo de no cumplir con las recomendaciones médicas hasta la exacerbación de las condiciones médicas, la pérdida de recursos interpersonales y financieros, el tabaquismo y el consumo de sustancias, el suicidio e incluso el infanticidio". (Kendig, 2017).

La muerte por suicidio es una de las principales causas de alrededor del 20 % de las muertes posparto. Aunque las tasas de mortalidad materna por infección y hemorragia han descendido, la tasa de mortalidad materna por suicidio se ha mantenido alta. Un buen tratamiento es esencial (Chin, 2022).

Los investigadores están empezando a estudiar los factores de riesgo tempranos para mejorar la detección y orientar el tratamiento. Un apasionante estudio publicado en 2023 (Guintivano) examinó muestras genéticas de todo el mundo. Descubrieron que el trastorno depresivo mayor y la depresión posparto pueden tener marcadores genéticos específicos. Un pequeño estudio realizado en China (Sheng, 2023) en mujeres que habían tenido cesáreas descubrió que los biomarcadores en el líquido cefalorraquídeo pueden predecir la depresión posparto. Esperamos que estos esfuerzos reduzcan el sufrimiento en el futuro.

Trastornos del ánimo y de ansiedad perinatales

Hay seis trastornos del ánimo y de ansiedad perinatales principales. Estos son:

- Depresión
- Trastorno bipolar I o II (a veces llamado trastorno del espectro bipolar)
- Psicosis
- Trastorno obsesivo-compulsivo
- Trastorno de pánico
- Trastorno por estrés postraumático

Este capítulo presenta cada uno de estos trastornos, algunos de los síntomas más comunes y los factores de riesgo. Es importante tener en cuenta que los síntomas y su gravedad pueden cambiar durante el curso de una enfermedad. Asimismo, cuando se incluyen "antecedentes personales o familiares" como factor de riesgo alto, es importante recordar que a menudo los familiares que padecen de estos trastornos no han recibido un diagnóstico formal ni tratamiento.

Los aspectos psiquiátricos del embarazo.

Contrariamente a la creencia popular, el embarazo no siempre es una experiencia alegre y radiante. El embarazo puede provocar depresión, trastorno bipolar, ansiedad y pánico, trastorno por estrés postraumático, trastorno obsesivo-compulsivo e incluso psicosis. Puede tratarse de una enfermedad anterior que regresa o la enfermedad puede presentarse por primera vez. Aproximadamente entre el 15 % y el 23 % de las mujeres embarazadas experimentan depresión (Wisner, 2013). Estas tasas son aún más elevadas entre adolescentes y personas que viven en la pobreza.

Un estudio de 10,000 nuevas madres en los Estados Unidos arrojó que, para el final del primer año posparto, 1 de cada 5 mujeres había desarrollado depresión posparto. De estas mujeres, el 26.5 % tenían antecedentes de depresión antes del embarazo, el 33.4 % tuvo su primer episodio de depresión durante el embarazo y el 40.1 % desarrolló depresión posparto como su primera depresión (Wisner, 2013).

Puede resultar confuso que muchos de los síntomas normales del embarazo son muy similares a los síntomas de la depresión. Es fácil ignorar o descartar estos síntomas y considerar que son parte normal del embarazo. Es importante evaluar y tratar los síntomas si están fuera del rango normal. La siguiente sección proporciona algunas pautas para determinar si los síntomas son causados por el embarazo o la depresión.

EMBARAZO	DEPRESIÓN
Fluctuaciones en el estado de ánimo, ganas de llorar	Estado de ánimo principalmente decaído, triste, desesperanzado
Ningún cambio en la autoestima	Baja autoestima, culpa
Puede dormirse; algunos problemas físicos (ganas de orinar, acidez) pueden alterar el sueño; puede volver a dormirse	Puede tener dificultades para dormirse; puede despertarse temprano por la mañana; puede tener dificultad para volver a dormirse

EMBARAZO	DEPRESIÓN
Se cansa fácilmente; con el descanso, se siente renovada y recupera energía	La fatiga no se reduce con el descanso
Siente placer, alegría e ilusión	Falta de alegría o placer
Aumenta el apetito	El apetito puede disminuir

Depresión y ansiedad en el embarazo

Es necesario recibir tratamiento cuando los síntomas de un trastorno del ánimo o de ansiedad limitan la capacidad de la paciente para desenvolverse en la vida cotidiana. El tratamiento puede incluir métodos tradicionales (terapia y medicación), no tradicionales (por ejemplo, yoga o acupuntura) o una combinación de ambos. Lo importante es usar lo que funciona mejor para que usted se sienta normal otra vez. Se ha detectado que existe una relación entre la depresión durante el embarazo y menos cuidados prenatales, bajo peso al nacer (menos de 2.6 kg 1 [5.8 libras]) y el parto prematuro (antes de cumplirse 37 semanas). La ansiedad grave durante el embarazo puede causar daños al feto en desarrollo. Esto se debe, en parte, a que el cortisol, una hormona que se secreta en situaciones de estrés, puede provocar la constricción de los vasos sanguíneos en la placenta. El abuso de sustancias también es común cuando los trastornos del ánimo y de ansiedad perinatales no se tratan durante el embarazo, lo cual no es saludable para todos los implicados.

Algunas mujeres se quedan embarazadas mientras están tomando medicamentos para la depresión, la ansiedad u otros problemas de salud mental. Muchos de estos medicamentos se consideran aceptables durante el embarazo y se recomiendan, si es necesario, para mantener saludable a la mujer (Janecka, 2018; Andrade, 2018; Momen, 2022).

Consulte a un médico que esté familiarizado con las investigaciones actuales sobre la seguridad de los medicamentos durante el embarazo. No dé por supuesto que todos los proveedores de atención médica están informados o actualizados respecto del tratamiento de problemas del ánimo o de ansiedad durante el embarazo. (Consulte la sección "Cómo elegir un psicólogo o profesional de la salud" en el Capítulo 3.)

La probabilidad de padecer nuevamente un trastorno depresivo mayor en el caso de mujeres que dejan de tomar la medicación antes del embarazo es de entre el 50 % y el 75 % (Cohen, 2006). Es decir, sólo entre el 25 % y el 50 % de las mujeres que dejaron de tomar la medicación antes de intentar quedar embarazadas no volvieron a tener depresión. La tasa de recaída en el caso de mujeres con trastorno depresivo mayor que dejan de tomar la medicación al momento de la concepción o a comienzos del embarazo es del 75 %, con hasta un 60 % de recaídas en el primer trimestre. Esto significa que la mayoría de las mujeres que dejaron la medicación una vez que supieron que estaban embarazadas se volvieron a enfermar en el primer trimestre de embarazo. En un estudio, el 42 % de las mujeres que dejaron de tomar medicación al momento de la concepción retomaron la medicación en algún momento durante el embarazo (Cohen, 2004). En un estudio más reciente, se observó que la recaída era más probable en las mujeres que tenían antecedentes de depresión recurrente o depresión grave. Se recomienda el asesoramiento antes del embarazo y el seguimiento durante todo el embarazo (Bayrampour, 2020).

Los recursos incluidos al final de este libro ofrecen una guía útil sobre el uso de medicamentos.

Síntomas de depresión y ansiedad

- Estado de ánimo triste
- Dificultad para hacer frente a los problemas
- Irritabilidad

- Falta de alegría o placer; falta de interés en el futuro
- Culpa
- Preocupación excesiva o miedo
- Alejamiento del entorno social
- Alteraciones del apetito y del sueño
- Agotamiento

Factores de riesgo
- Antecedentes personales o familiares de problemas de salud mental (diagnosticados o no)
- Falta de apoyo
- Interrupción de medicación psiquiátrica
- Antecedentes de abuso o violencia en el hogar
- Pobreza
- Adicción
- Embarazo múltiple
- Pérdida de embarazos anteriores
- Problemas de tiroides

La historia de Stacey

Siempre había querido ser mamá. Era la mayor de cuatro hermanos y siempre me había encargado de cuidarlos. Todos padecimos de abuso verbal. Yo recibí tratamiento por depresión en la escuela secundaria y entre los veinte y treinta años. Cuando quedé embarazada, dejé inmediatamente de tomar la medicación. Tuve un embarazo horrible y me deprimí mucho. No comía bien, no tenía ganas de comprar cosas para la bebé y no sentía la alegría y la emoción que pensé que iba a sentir. Sentía que no iba a poder ser una buena mamá y que había cometido un error terrible.

Finalmente, después de recibir un diagnóstico de depresión posparto, comencé a tomar otra vez la medicación. Empecé a sentirme mejor, a hacer compras para la bebé y, lo que es más importante, comencé a disfrutar de mi hija. Cuando quise quedar embarazada otra vez, consulté a un psiquiatra capacitado en cuestiones relacionadas con los medicamentos durante el embarazo. Juntos hablamos sobre los riesgos de seguir tomando la medicación y los comparamos con los riesgos para mí, mi bebé y mi hija si yo dejaba de tomar la medicación y volvía a deprimirme. Decidí seguir tomando la medicación durante el embarazo. Fue muy diferente la segunda vez. Establecí un lazo muy estrecho con el bebé que crecía dentro mío y pude disfrutar del bebé y de su hermana después del nacimiento. Ojalá hubiera podido disfrutar del primer embarazo.

Melancolía posparto (Baby Blues): no es una enfermedad

La melancolía posparto (llamada *Baby Blues* en inglés) consiste en fluctuaciones *leves* en el estado de ánimo que se producen en las primeras dos semanas después del parto. No se la considera un trastorno ya que la padecen la mayoría de las madres.

Melancolía posparto (*Baby Blues*)

- La padecen aproximadamente el 80 % de las madres
- Comienza siempre durante la primera semana posparto
- Suele desaparecer en la tercera semana posparto.

Síntomas

- Cambios en el estado de ánimo
- Llora.
- Tristeza
- Preocupación
- Falta de concentración
- Olvido/falta de memoria
- Sentimientos de dependencia

Causas

- Cambios hormonales rápidos

- Estrés físico y emocional causado por el parto
- Molestias físicas
- Descarga emocional después del embarazo y el parto
- Conciencia del aumento de responsabilidad y, por lo tanto, miedo
- Fatiga y falta de sueño
- Desilusiones relacionadas con el nacimiento, el apoyo prestado por la pareja, el amamantamiento y el bebé

La historia de Deborah

Durante una semana y media después del nacimiento de mi bebé lloraba sin ningún motivo. A veces me sentía agobiada, especialmente cuando me levantaba a la noche para atender a mi hijo. Incluso llegué a pensar que tener un bebé había sido un gran error. Sentía resentimiento hacia mi marido porque su vida parecía seguir igual que siempre mientras que la mía había cambiado totalmente. Cuando comencé a ir a un club de madres a las dos semanas, fue un alivio enorme darme cuenta de que todas las demás mamás sentían lo mismo.

El tratamiento de Deborah

Como lo que Deborah estaba experimentando se relacionaba con la adaptación posparto normal, no hizo falta ningún tratamiento formal. Lo único que necesitaba para disfrutar de su nueva vida era relacionarse con otras mamás, dormir más, tomarse el tiempo necesario para su cuidado personal y preparar un plan para compartir con su esposo la atención del bebé y las responsabilidades del hogar.

Depresión y ansiedad posparto

En esta sección se describen la depresión y la ansiedad que se producen en el primer año después del nacimiento. El comienzo de la enfermedad suele ser gradual pero también puede ser rápido y puede presentarse en cualquier momento durante el primer año. Para los padres que adoptan, ese primer año comienza cuando el bebé llega a la casa. El proceso de adopción en sí es a menudo estresante y produce ansiedad incluso antes de que el bebé se una a la familia.

Los síntomas pueden incluir
- Preocupación excesiva o miedo
- Irritabilidad o mal humor
- Sentimiento de agobio y de no poder salir adelante
- Dificultad para tomar decisiones
- Tristeza
- Desesperanza
- Sentimientos de culpa
- Problemas del sueño (dificultad para dormirse o seguir durmiendo, o dormir demasiado)
- Fatiga o agotamiento
- Síntomas o molestias de carácter físico sin causa física aparente
- Incomodidad en presencia del bebé o falta de sentimientos hacia el bebé
- Pérdida del enfoque y de la concentración (por ejemplo, puede faltar a citas)
- Pérdida de interés o placer, menor deseo sexual
- Cambios en el apetito, pérdida o aumento de peso significativo

Factores de riesgo
- 50 % a 80 % de riesgo si padeció depresión/ansiedad posparto en el pasado
- Depresión o ansiedad durante el embarazo
- Antecedentes personales o familiares de depresión, ansiedad o trastorno obsesivo-compulsivo
- Interrupción abrupta del amamantamiento

- Pérdida perinatal (aborto espontáneo, aborto, parto de feto muerto, muerte súbita u otra pérdida del bebé)
- Falta de interacción social o de apoyo
- Antecedentes de síndrome premenstrual o trastorno disfórico premenstrual.
- Cambios de humor mientras toma pastillas anticonceptivas o medicación para la infertilidad
- Problemas de tiroides
- Interrupción de medicación psiquiátrica

La historia de Lori

Estaba tan contenta porque iba a tener una bebé. No tuve problemas durante el embarazo. Me habían advertido acerca de la melancolía que sienten muchas mujeres pero, en mi caso, no podía dejar de llorar y no podía deshacerme de la tristeza que cada vez parecía más profunda y más oscura. Mi apetito era inexistente. Aunque me obligué a comer porque estaba amamantando. Perdí 13 kilos y medio (30 libras) el primer mes. Por la noche tenía problemas para dormir. Mientras mi esposo y mi bebé dormían, yo seguía despierta preocupándome por todo. Estaba agotada. Sentía que el cerebro no me respondía. No podía tomar decisiones, no podía concentrarme y no quería quedarme sola con la bebé.

Quería escaparme. Me alejé de mis amigos y me sentía culpable porque no devolvía los llamados, ni respondía a correo electrónico o mensajes de texto. No entendía por qué me sentía tan mal: tenía el marido más fabuloso y comprensivo que pudiera haber, un hogar que amaba y la hermosa bebita que siempre había querido. A veces sentía una conexión con mi bebé, pero otras veces sentía que actuaba mecánicamente, como si fuera el bebé de otra persona. Me sentía la peor de las madres y la peor de las esposas sobre la faz de la tierra.

El tratamiento de Lori

Lori comenzó con terapia psicológica y también comenzó a ver a un psiquiatra para recibir medicación. También recibió estimulación magnética repetitiva transcraneal (TMS, por sus siglas en inglés) para la depresión. Después de cuatro semanas de sesiones diarias de TMS, la depresión mejoró. Comenzó a tomar descansos regulares para cuidarse, comió un poquito cada pocas horas hasta que le volvió el apetito y también comenzó a tomar un suplemento de omega 3 de grado farmacéutico. Comenzó a reunirse con un grupo de apoyo para mujeres con depresión posparto y conoció a otras mamás que vivían situaciones similares. Después de varios meses, volvió a sentirse normal.

Trastorno obsesivo-compulsivo

El riesgo de que se presente por primera vez o empeore el trastorno obsesivo-compulsivo aumenta durante el periodo perinatal. Las tasas de aparición de un nuevo trastorno obsesivo-compulsivo durante el embarazo varían entre el 2 % y el 22 %. Existe un riesgo ligeramente mayor de nueva aparición así como de empeoramiento durante el posparto, donde se han observado tasas de hasta el 24 %. En más del 38 % de estos casos también está presente un trastorno depresivo. Los embarazos afectados por el trastorno obsesivo-compulsivo presentan un mayor riesgo de resultados obstétricos y neonatales deficientes, como hipertensión arterial, preeclampsia, crecimiento deficiente del feto y parto prematuro (Hudepohl, 2022).

Los síntomas pueden incluir

- Pensamientos o imágenes mentales molestos, repetitivos y persistentes
- Pensamientos o imágenes, a menudo sobre el bebé herido o muerto

- Tremenda sensación de horror y asco a causa de estos pensamientos/imágenes
- Pensamientos, posiblemente acompañados por comportamientos para reducir la ansiedad (por ejemplo, esconder cuchillos o evitar lugares altos)
- Contar (pañales), controlar (la respiración del bebé, las ventanas, las cerraduras de las puertas), limpiar u otras conductas repetitivas
- Miedo a los gérmenes
- Temores excesivos sobre la propia salud o la del bebé.

Factor de riesgo

Antecedentes personales o familiares de trastorno obsesivo-compulsivo (diagnosticado o no)

La historia de Tania

Cada vez que me acercaba al balcón me aferraba fuerte a mi bebé hasta estar en una habitación con la puerta cerrada. Sólo en ese momento sabía que mi bebé estaba seguro y que no lo iba a dejar caer. Me imaginaba escenas sangrientas que me horrorizaban. Pasar junto a los cuchillos para carne en la cocina desencadenaba imágenes en las que apuñalaba a mi bebé. Por eso, le pedí a mi esposo que escondiera los cuchillos. Nunca bañaba a mi bebé yo sola porque tenía miedo de ahogarlo.

Aunque no creía que realmente fuera a lastimar a mi bebé, me daba miedo estar sola con él. Tenía miedo de perder el control y hacer realmente alguna de las cosas horribles que imaginaba. Si mi bebé se enfermaba, sentía que era culpa mía; entonces me ponía a limpiar y limpiar para que no hubiera gérmenes. Aunque siempre había sido más cuidadosa que otras personas, comencé a revisar las trabas de las ventanas y las cerraduras de las puertas varias veces al día.

El tratamiento de Tanya

Tanya descubrió que la psicoterapia más recomendada para el trastorno obsesivo-compulsivo es la terapia conductual cognitiva con exposición y prevención de respuesta. Se considera segura y muy eficaz en el embarazo y el posparto.

Después de reunirse con Tanya dos veces en forma individual, el terapeuta sugirió que su esposo asistiera a la siguiente sesión. Tanya necesitaba estar segura de que su marido sabía que ella no estaba "loca" y que en realidad nunca lastimaría al bebé. No era importante entrar en detalles acerca de pensamientos gráficos específicos, así que se refirió a ellos en forma general al hablar de "pensamientos feos". Al comprender la situación, a su esposo dejó de irritarle tanto que ella estuviera "nerviosa todo el tiempo".

Tanya comenzó a tomar un antidepresivo y en poco tiempo los pensamientos feos comenzaron a ocurrir con menos frecuencia. Comenzó a tomar un suplemento de omega 3 de grado farmacéutico y a comer o beber alimentos nutritivos cada pocas horas hasta que le volvió el apetito. Su psicólogo le sugirió que esperara algunas semanas antes de comenzar a reunirse con un grupo de apoyo, hasta que se sintiera menos vulnerable al escuchar las ansiedades de otras personas. Mientras tanto, le facilitaron los nombres y números telefónicos de otras mujeres que habían pasado por la misma situación y se habían recuperado del trastorno obsesivo-compulsivo posparto.

Trastorno de pánico

Los trastornos de ansiedad ocurren en aproximadamente el 15.8 % de las mujeres embarazadas y en el 17 % de las mujeres durante el periodo posparto (Fairbrother, 2016).

Los síntomas pueden incluir
- Episodios de ansiedad extrema
- Falta de aire, dolor en el pecho, sensación de asfixia, mareos
- Sensación repentina de calor o escalofríos, temblores, taquicardia, sensación de entumecimiento o cosquilleo
- Impaciencia, agitación o irritabilidad
- Miedo a volverse loco, morir o perder el control
- El ataque de pánico puede despertar a una persona del sueño
- A menudo no hay un factor identificable que provoque el pánico
- Preocupación o temores excesivos (incluso miedo a sufrir más ataques de pánico)

Factores de riesgo
- Antecedentes personales o familiares de ansiedad o trastorno de pánico (diagnosticado o no)
- Problemas de tiroides

La historia de Chris

Aproximadamente tres semanas después del parto, dejé de salir de mi casa a menos que fuera para llevar a mi bebé al pediatra. Tenía miedo de sufrir un ataque de pánico en la tienda y no poder cuidar a mi bebé. Nunca sabía cuándo podría tener un ataque y perder el control. Las ventanas tenían que estar abiertas todo el tiempo. Si no, cuando me daba un ataque, pensaba que me iba a asfixiar.

La primera vez que tuve un ataque de pánico pensé que se trataba de un ataque cardíaco. Una amiga me llevó a la sala de emergencias y el médico de turno me dijo que no era más que estrés. Me recetó un medicamento, pero me dio miedo tomarlo. Volví a casa sintiéndome como una estúpida por haber hecho tanto escándalo por nada.

Todos me decían que amamantar me iba a relajar, pero tuvo el efecto opuesto. Nunca sabía cuánta leche estaba tomando mi bebé y eso me preocupaba muchísimo. A veces, cuando empezaba a bajar la leche, me daba un ataque de pánico. El primer psicólogo que consulté me dijo que seguramente yo había tenido problemas para formar un vínculo con mi propia madre, pero yo sabía que eso no era cierto y nunca volví a consultarlo. Muchas noches me despertaba sudando y sentía que mi corazón latía muy rápido. No dejaba de pensar con ansiedad quién cuidaría de mi bebé cuando yo muriera. Pensé que me estaba volviendo loca. Tenía muchísimo miedo.

El tratamiento de Chris

Chris tuvo su primera cita con el psicólogo por teléfono porque sentía que no podía salir de su casa. Chris tenía miedo de conducir, especialmente en túneles y puentes. Su esposo la llevó a la próxima sesión por un recorrido que evitaba tales obstáculos. Chris tenía que sentarse cerca de la puerta durante la sesión por si sentía la necesidad de salir corriendo a tomar aire. Comenzó la tomar clases para manejar el estrés y su proveedor médico ordenó análisis de laboratorio para descartar que el pánico tuviera causas médicas. El psicólogo le recomendó especialmente que durmiera por lo menos la mitad de la noche, todas las noches. El marido de Chris comenzó a hacerse cargo del bebé la primera mitad de la noche en forma habitual. Chris notó inmediatamente que dormir reducía su nivel de estrés. Tomó una clase de masaje infantil, que también ayudó.

Psicosis

La psicosis es una enfermedad grave en la cual una persona pierde contacto con la realidad. Se da en 2.6 de cada mil mujeres durante el período perinatal (Michalczyk, 2023).

Suele comenzar durante las primeras dos semanas después de que la mujer da a luz. En el caso del trastorno psicótico posparto hay una tasa de suicidio del 5 % y de infanticidio del 4 % (Brockington, 2017).

Los síntomas pueden incluir
- Ver, oír o sentir cosas que otros no perciben (por ejemplo, escuchar la voz de Dios o del diablo, o recibir "mensajes secretos" de la televisión)
- Pensamiento delirante (por ejemplo, acerca de la muerte del bebé, negación del nacimiento, o necesidad de matar al bebé)
- Manía
- Decir cosas que no tienen sentido para los demás
- Confusión
- Ira
- Paranoia
- Síntomas que van y vienen (por ejemplo, la mujer puede parecer normal y de repente comienza a escuchar voces)

Factores de riesgo
- Antecedentes personales o familiares de psicosis o trastorno bipolar: el riesgo es 40 % a 50 % mayor
- Esquizofrenia (diagnosticada o no)
- Episodio psicótico o bipolar posparto anterior
- Cambios hormonales, complicaciones obstétricas, falta de sueño y mayor estrés ambiental

La historia de Mike

Mi esposa, Gloria, tuvo un embarazo excelente y un parto muy largo. Estábamos muy emocionados con la llegada de nuestro primer hijo. Pero a los pocos días del nacimiento, mi esposa comenzó a encerrarse en su propio mundo. Estaba cada vez menos comunicativa y cada vez más confundida y desconfiada. Casi tuve que llevarla en brazos al consultorio de la psicóloga; para ese entonces casi no podía hablar o responder preguntas, ni podía escribir su nombre en los formularios que nos dio la psicóloga. Me dijeron que la llevara al hospital inmediatamente.

Cuando llegamos allí, le dio miedo y luego se puso violenta. Terminaron sujetándola por la fuerza. Afortunadamente, respondió bastante rápido a la medicación antipsicótica y después de más o menos una semana pudo volver a casa. Siguió mejorando.

Con el tiempo y bajo la dirección del médico, Gloria pudo dejar gradualmente la medicación.

Siempre habíamos querido tener dos hijos, por eso consultamos con nuestra psicóloga y nuestro psiquiatra. Después de planearlo con sumo cuidado, tuvimos nuestro segundo hijo y resultó una experiencia muy diferente.

El tratamiento de Gloria

Cuando salió del hospital, Gloria continuó con sesiones de terapia y también con consultas con un psiquiatra, que se encargó de controlar cuidadosamente su medicación. El fin de la terapia fue entender y procesar lo que le había pasado. Un tiempo después, se unió a un grupo de apoyo posparto en línea específicamente para sobrevivientes de psicosis posparto, lo cual resultó muy útil. La líder del grupo también le dio los nombres y números telefónicos de mujeres cerca de donde vive que habían pasado por lo mismo y que querían ofrecer apoyo en persona.

Trastorno por estrés postraumático

Este trastorno puede producirse después de un acontecimiento que ponga en riesgo la vida o provoque lesiones, como por ejemplo ataque o abuso sexual, o un parto traumático. Se da en hasta un 6 % de las mujeres. Las tasas son más altas (hasta el 30 %) en el caso de padres que tienen un hijo en la unidad de cuidados intensivos. Según Beck (2018), el 45 % de las madres percibieron sus experiencias de trabajo de parto y parto como traumáticas y hasta el 9 % tuvieron síntomas suficientes para recibir un diagnóstico de trastorno por estrés postraumático. Ser testigo de un acontecimiento traumático también puede desencadenar un trastorno por estrés postraumático.

Los síntomas pueden incluir
- Pesadillas recurrentes
- Ansiedad extrema
- Revivir acontecimientos traumáticos pasados (por ejemplo, recuerdos de acontecimientos sexuales, físicos, emocionales, el parto, etc.)
- Evitar posibles desencadenantes (como volver al hospital o acudir al médico).

Factores de riesgo
- Acontecimientos traumáticos pasados o haber presenciado un trauma
- Parto traumático
- Complicación física grave o lesión relacionada con el embarazo o el parto
- Bebé en la unidad de cuidados intensivos neonatales

La historia de Jennifer

Todos los recuerdos volvieron en el momento del parto. Sentí terror y vulnerabilidad. Pensé que ya había superado el abuso del que fui víctima en mi niñez. Parecía como si todos los años de terapia hubieran sido una pérdida de tiempo y dinero. Me daba mucha vergüenza perder el control durante el parto. Me enfadaba descubrir que aún me afectaba lo que me había sucedido siendo niña.

Mi psicólogo me dijo que las pesadillas y los recuerdos iban a irse de a poco pero yo no sabía si creerle. Parecía todo tan real, como si estuvieran abusando de mí una y otra vez. Hasta me daba miedo dejar a mi pobre marido a solas con mi bebé. Tenía la horrible sensación de que ni siquiera podía confiar en él. Me sentía tan mal. Pensaba que quizá nunca podría ser una madre normal.

El tratamiento de Jennifer

Jennifer contrató una doula posparto que se encargó de cuidar de ella y del bebé durante dos meses. Tener una compañera que iba con ella a casi todas partes era para Jennifer una fuente de tranquilidad. Comenzó a asistir a sesiones de terapia semanales y luego a participar de un grupo de apoyo. Jennifer y su psicóloga decidieron que en ese momento no era necesario recetar medicación.

Trastorno bipolar I o II (a veces llamado trastorno del espectro bipolar)

Los trastornos bipolares, también conocidos como depresión maníaca, se caracterizan por cambios del estado de ánimo que van de un nivel muy eufórico (manía) o elevado (hipomanía) a la depresión. El tratamiento se da con mayor frecuencia durante un episodio de depresión y suele diagnosticarse erróneamente como trastorno depresivo y no como trastorno bipolar.

Síntomas

- Manía (trastorno bipolar I) o hipomanía (nivel bajo de manía en el trastorno bipolar II; ver descripción en el apéndice)
- Depresión (casi siempre presente)
- Fluctuaciones repentinas y severas en el estado de ánimo

Factor de riesgo

Antecedentes personales o familiares de trastorno bipolar (diagnosticado o no)

La historia de Tammy

Después de que nació mi hijo, me sentí más feliz que nunca. Todo parecía maravilloso. Todo el mundo me decía que tenía que dormir cuando mi bebé dormía, pero estaba demasiado sobreexcitada para dormir. Estaba muy orgullosa de que mantenía mi casa impecable, cuidaba de mi bebé y lucía siempre bien. Mi marido estaba contento de que la cena siempre estaba lista cuando llegaba a casa. Manejaba todo como una supermamá y sentía que tocaba el cielo con las manos. Después de un par de semanas, comencé a perder el control. Entré en crisis. Lloraba con mucha facilidad y de repente sentía que odiaba a mi marido y quería el divorcio. Empecé a hacer cosas extrañas como grabar al bebé durante todo el día para poder estudiar su llanto. También grababa mis pensamientos porque creía que eran profundos y debían ser documentados. Mi cabeza no paraba un segundo. Era agotador.

El tratamiento de Tammy

Desafortunadamente, Tammy recibió un diagnóstico inicial de depresión posparto y le recetaron un antidepresivo. Se volvió más maníaca. Finalmente consultó a un psiquiatra que le diagnosticó trastorno bipolar posparto. Se le recetó un medicamento antipsicótico durante algunas semanas para sedarla lo suficiente para que pudiera dormir por la noche cuando su esposo cuidaba al bebé. También se le recetó un estabilizador del ánimo. Para ayudar a restablecer su "reloj interno", comenzó a usar lentes especiales (ver la sección de Recursos) cada noche antes de irse a la cama, y pronto pudo disminuir la medicación. Durante las sesiones de terapia, Tammy comenzó a entender lo que le había sucedido y comenzó a establecer expectativas realistas para sí misma como madre y esposa. Comenzó a tomar un suplemento de omega 3 de grado farmacéutico y se aseguró de comer regularmente incluso cuando no tenía hambre. Con el tiempo, su estado de ánimo se estabilizó. Cuando Tammy y su esposo estén listos para tener otro bebé, tienen planeado crear un plan de tratamiento con su psiquiatra para el embarazo y el posparto.

Consecuencias de depresión *no tratada* en los padres

La Academia Americana de Pediatría afirma que la enfermedad no tratada "conlleva mayores costos de atención médica, tratamiento médico inadecuado para el bebé, suspensión de la lactancia materna, disfunción familiar y un mayor riesgo de abuso y negligencia. La depresión posparto, específicamente, afecta adversamente este período inicial crítico del desarrollo del cerebro del bebé. La depresión perinatal es un ejemplo de una experiencia adversa en la infancia que puede tener complicaciones adversas en la salud a largo plazo para la madre, su pareja, el bebé y la díada madre-hijo" (Earls, 2019)

El suicidio es una de las principales causas de mortalidad materna. Ocurre en todo el mundo y representa aproximadamente el 20 % de las muertes posparto en los EE. UU. (Kendig, 2017; CDC, 2022). En un amplio estudio realizado en 2024 (Yu), se descubrió que el riesgo de suicidio era mayor en las mujeres con depresión en el periodo perinatal, hasta un año después del parto.

Hay una enorme cantidad de datos que demuestran el efecto negativo que la depresión no tratada en madres y padres tiene sobre sobre los fetos, bebés y otros niños en el hogar. El efecto puede continuar durante la infancia y hasta la adolescencia.

El 50 % de los hijos de madres deprimidas sufrirán de depresión antes del final de la adolescencia. Los hijos de madres y padres deprimidos son más propensos a sufrir de problemas psiquiátricos infantiles, problemas de comportamiento, desenvolvimiento social bajo y dificultades cognitivas y de desarrollo del lenguaje. Cuando una madre o padre deprimido no recibe tratamiento, resultan afectados todos los miembros de la familia y todas las relaciones familiares. Cuanto más rápido reciba tratamiento la madre o el padre, mejor será para toda la familia. Cuanto más tiempo dure la depresión, es más probable que los niños y la familia sufran de depresión. En el estudio de Netsi de 2018, algunas mujeres con depresión persistente continuaron teniendo síntomas significativos hasta 11 años después del parto.

Estas estadísticas dan mucho que pensar. Sin embargo, queremos destacar el título de esta sección. Los problemas se presentan *cuando no se trata* la depresión de los padres. Lo importante es saber que recibir tratamiento en forma inmediata ayuda a garantizar la salud de la familia. Recuerde que el objetivo del tratamiento no es solo sentirse *mejor*, sino sentirse *bien*.

Pérdida perinatal

Independientemente de cómo termine un embarazo (aborto espontáneo, aborto, parto de feto muerto, síndrome de muerte súbita del lactante), ya sea en forma natural o por elección, la depresión y la ansiedad pueden seguir debido a factores tanto fisiológicos como emocionales. El duelo debe abordarse mediante terapia, y también pueden resultar útiles otros tipos de tratamiento. Aunque el aborto espontáneo ocurre con frecuencia (más del 20 % de los embarazos), a menudo no se habla del asunto. A muchas personas les incomoda hablar de la muerte y la pérdida, por lo que es importante encontrar apoyo y saber que no están solas. Las personas que han sufrido alguna pérdida neonatal deben ser monitoreadas cuidadosamente en futuros embarazos y durante el período posparto.

Cuando se pierde un embarazo, ambas personas en la pareja pueden sufrir. Cada persona realiza el duelo de manera diferente. A menudo, puede ser útil que la pareja concurra a terapia. Las madres tienen una reacción fisiológica y emocional inmediata. Las parejas a menudo sienten que tienen que ser "fuertes" y ser la "roca", y suelen ser las que se ocupan de los detalles y están en "piloto automático". Esta respuesta estoica se percibe a veces como una falta de preocupación o de aflicción. Esto puede causar dolor y tensión en la relación.

En un estudio realizado en el Reino Unido, el 36 % de los hombres cuya pareja perdió un embarazo sufrieron de ansiedad grave durante las seis semanas posteriores a la pérdida. Curiosamente, transcurridos trece meses desde la pérdida, se observó que los padres estaban más deprimidos que las madres. Es posible que, a medida que la depresión posterior a la pérdida mejora en la madre, el ánimo de la pareja se derrumba. Las parejas realmente necesitan buena comunicación para trabajar en equipo y apoyarse mutuamente. Entre otras medidas, el plan de apoyo debe incluir nutrición, sueño, apoyo social y, posiblemente, medicación o tratamientos alternativos.

Tres

Trastornos perinatales

Si usted está sufriendo, este capítulo es para usted. En los capítulos que siguen, estudiaremos el papel que desempeñan los profesionales médicos, las parejas y otros integrantes de la familia en la tarea de ayudar en la recuperación.

Entre las personas que tratamos, se encuentran profesionales de la salud y la educación, como doctoras, enfermeras, cuidadoras de niños, maestras, psicólogas, etc. Muchas veces, estas personas dicen: "¡Esto no me puede estar pasando a mí! Yo soy quien se encarga de atender a otros cuando están en crisis!" Lo que les decimos es que a nuestro cerebro no le importa a qué nos dedicamos. Nadie resulta inmune. No importa el nivel educativo o socioeconómico, ni la cultura, la religión o la personalidad: en cualquier lugar donde nacen bebés, las estadísticas son uniformes.

Las personas que padecen dificultades emocionales perinatales experimentan su angustia de maneras diferentes. Estos son algunos de los sentimientos más comunes que expresan:

Nadie se ha sentido nunca tan mal como yo.
Estoy muy sola. Nadie me entiende.
Soy un fracaso como mujer, como madre y como esposa.
Nunca volveré a ser la misma.
Cometí un error gravísimo.
Siento que estoy en una montaña rusa emocional.
Estoy perdiendo el control.
No sirvo para ser madre/padre.
No puedo soportarlo.

Tenga en cuenta que cada madre o padre puede experimentar distintos niveles de estos mismos sentimientos. Algunas personas pueden tenerlos todos, mientras que otras quizá experimenten sólo algunos de ellos. También es posible que usted reconozca algunos de los síntomas enumerados en el Capítulo 2.

Cómo elegir un psicólogo o profesional de la salud

Le invitamos a comunicarse con Postpartum Support International (PSI) llamando (dentro de los Estados Unidos) al 800-944-4PPD (800-944-4773) o a visitar postpartum.net para ubicar a un psicólogo local con formación en el campo de la salud mental perinatal. PSI, junto con otras organizaciones, ofrece capacitación especializada en trastornos del ánimo y de ansiedad perinatales. No hemos encontrado información acerca de opciones de capacitación de posgrado que cubran este tema en su totalidad. A pesar de lo que le quieren hacer creer muchas compañías de seguro médico, no dé por supuesto que una persona que tiene experiencia en el tratamiento de la depresión o la ansiedad es un experto en los aspectos singulares de los trastornos del ánimo y de ansiedad perinatales.

La mayoría de los seguros médicos tienen cobertura de salud mental. En general, es menos costoso si usted ve a un proveedor dentro de la red. Algunas compañías de seguro están dispuestas a agregar un especialista a la lista de proveedores o a pagar el costo de un especialista que la atienda. En caso de que su compañía de seguros cubra solo a los profesionales que figuran en su lista, le proponemos a continuación algunas preguntas que pueden ayudarle a determinar el nivel de capacitación y experiencia del profesional en esta área. Es importante hacer estas preguntas, aunque el psicólogo se considere especializado en el tema. Si usted no tiene la energía para lidiar con la compañía de seguros o para hacer preguntas para seleccionar un profesional, pídale a una persona de apoyo que lo haga por usted. A los médicos se les debe preguntar si se sienten cómodos con el uso de medicamentos psiquiátricos (en caso de ser necesarios) durante el embarazo y el amamantamiento.

- *¿Qué capacitación ha recibido usted para tratar específicamente trastornos del ánimo y de ansiedad perinatales?* Un terapeuta que se especialice en trastornos del ánimo y de ansiedad perinatales debe haber tenido un mínimo de dos días completos de capacitación sobre este tema en particular.
- *¿Pertenece a alguna organización dedicada a la educación sobre trastornos del ánimo y de ansiedad perinatales?* Alguien dedicado al trabajo en esta área debería pertenecer por lo menos a una de estas organizaciones: Postpartum Support International, Marcé Society, North American Society for Psychosocial OB/GYN.
- *¿Qué libros recomienda para mujeres que padecen depresión o ansiedad prenatal o posparto?* Alguien con experiencia debería ser capaz de nombrar varios libros específicos sobre cómo entender y tratar los trastornos del ánimo y de ansiedad perinatales.
- *¿Cuál es su orientación teórica?* La investigación ha demostrado que los tipos de terapia más eficaces para estos trastornos son la terapia conductual cognitiva y la psicoterapia interpersonal. Durante la pandemia de COVID-19, un estudio canadiense (Van Lieshout, 2021) sobre mujeres durante el posparto descubrió que un taller en línea de terapia conductual cognitiva de un día mejoraba el estado de ánimo, el vínculo afectivo y el apoyo social. Si lo que usted está experimentando es una crisis, el psicoanálisis intensivo a largo plazo no es apropiado.

Si no encuentra un psicólogo que tenga los conocimientos y la experiencia necesarios, entreviste a profesionales hasta encontrar una persona que sea compasiva y esté dispuesta a aprender. Si no siente que un especialista la está ayudando, ¡busque otro! Es importante ser un buen consumidor. Busque hasta encontrar alguien que le haga sentir que está en buenas manos.

Algunas verdades que debe recordar

Mientras atraviesa el desafío de padecer un trastorno del ánimo o de ansiedad posparto, recuerde lo siguiente:

- *¡Me voy a recuperar!*
  Nunca hemos conocido a ningún padre o madre que, después de recibir el tratamiento adecuado, no se haya recuperado.
- *¡No estoy sola!*
  Una de cada cinco madres y uno de cada diez padres experimentará un trastorno de ánimo o de ansiedad perinatal.
- *¡Esto no es mi culpa!*
  Usted no creó lo que le está pasando; se trata de una enfermedad real.
- *¡Soy una buena madre (o un buen padre)!*
  Incluso estando en el hospital, usted se está preocupando por su bebé. El hecho de que esté tratando de mejorar su calidad de vida y la de su familia demuestra que usted es una buena madre o un buen padre.
- *¡Es esencial que me cuide!*
  Usted tiene la tarea de cuidarse para poder mejorar y cuidar a su familia.
- *Estoy haciendo lo mejor que puedo.*

No importa hasta qué nivel usted es capaz de "funcionar". Lo importante es que usted está dando pasos hacia adelante, por pequeños que parezcan. ¡Felicitaciones!

La depresión puede interferir con su capacidad para creer estas verdades. Por eso es importante que se las repita con frecuencia, como si realmente las creyera. A medida que comience a recuperarse, este ejercicio será más fácil.

Cuidado básico para mamás

Hoy en día, se espera que las mujeres sean supermamás y lo hagan todo. Hay mucha presión para tener un bebé perfecto que nunca llora, un hogar limpio y bien organizado y una pareja feliz que la apoya. Incluso cuando hay gente dispuesta a ayudar, es habitual sentirse incómoda pidiendo ayuda. A menudo escuchamos la expresión "se necesita una aldea para criar a un niño", pero muchas mujeres sienten que pedir o necesitar ayuda es un signo de debilidad. Usted se merece estar bien sin importar cuanta ayuda esto requiera.

Buscar personas de apoyo

Muchas veces, cuando estamos en crisis, pasamos por alto a personas de nuestro entorno que podrían brindarnos ayuda y apoyo. Existen muchas maneras en las que las personas pueden ayudar y todos los tipos de apoyo son necesarios. El apoyo físico puede consistir en ayuda para cocinar, limpiar, cuidar al bebé, hacer las compras, o acompañarla a caminar o a una cita. El apoyo emocional puede incluir sentarse junto a usted y escucharla, abrazarla o decirle palabras alentadoras. Acepte toda la ayuda que le ofrezcan y pida más.

Este es un ejercicio de lluvia de ideas. Anote el nombre de todas las personas que le vengan a la mente, sin importar el tipo de apoyo que cada una de esas personas podría brindarle. Si es posible, haga este ejercicio junto con una persona de apoyo. Tenga a mano esta lista con nombres y teléfonos de personas que pueden brindarle apoyo. El hecho de que alguien sea un profesional o un integrante de la familia no significa que esa persona pueda brindarle ayuda o apoyo. Rodéese de personas que no le juzguen y que puedan brindar apoyo y comprensión.

Estos son algunos ejemplos de los ámbitos en los que nuestras pacientes han encontrado apoyo. Piense de qué manera le podrían ayudar estas fuentes de apoyo:

- Pareja
- Amigos
- Familia directa y otros familiares
- Vecinos
- Compañeros de trabajo
- Comunidades religiosas / de fe / espirituales / culturales
- Profesionales (incluso doulas, asesoras de lactancia, niñeras, personas dedicadas a la limpieza, visitadores sociales)
- Líneas directas disponibles las 24 horas, como la National Maternal Mental Health Hotline-Apoyo 24/7, gratuito y confidencial antes, durante y después del embarazo. **Llame** o envíe un mensaje de texto al 833-TLC-MAMA (833-852-6262.) Los usuarios de TTY pueden utilizar un servicio de retransmisión preferido o llamar al 711 y después al 833-852-6262.
- Líneas de ayuda como la HelpLine de Postpartum Support International. Deje un mensaje o envíe un mensaje de texto al 800-944-4773, nº 1 para inglés o nº 2 para español y le devolveremos la llamada (ver la sección de Recursos).
- Grupos de discusión en línea sobre depresión posparto (ver la sección de Recursos)

- Grupos de apoyo para los trastornos del ánimo y de ansiedad perinatales (como postpartum.net)

Alimentación

A menudo, las personas que padecen depresión y ansiedad perinatal tienen ganas de comer dulces y carbohidratos. Si come algo nutritivo, especialmente algo con proteínas, después de alimentar al bebé, podrá ayudar a mantener equilibrado el nivel de glucosa en la sangre. Esto ayudará a que su estado de ánimo sea más estable. Sabemos que esto puede ser difícil si usted no tiene apetito. Sólo haga el mejor esfuerzo posible. Si le cuesta comer, puede intentar con alimentos líquidos, como batidos o bebidas proteicas. Evite la cafeína.

Pídale a una persona de apoyo o a un servicio de reparto que le compre alimentos como yogur, fiambres y quesos en rebanadas, huevos duros, verduras ya cortadas, frutas y nueces. O aún mejor: pídales a las personas de apoyo que le traigan comida (si es que aún no se han ofrecido a hacerlo). No se olvide de tomar agua: la deshidratación puede aumentar la ansiedad. Los problemas de apetito son bastante comunes entre las mujeres que padecen depresión y ansiedad perinatal. Informe a su médico acerca de cualquier cambio importante que note en su apetito o su peso. Cuando tenga la energía para hacerlo, puede resultar útil consultar a un nutricionista que tenga experiencia con casos de depresión y ansiedad.

En un estudio del que participaron más de 1,000 mujeres, se investigó el efecto de la dieta en la depresión y ansiedad. (Bodnar, 2005). Sin importar la edad, el nivel socioeconómico o educativo y los hábitos de salud, las mujeres que comieron una dieta alta en verduras, frutas, carne, pescado y granos enteros presentaron niveles más bajos de depresión y ansiedad. Las mujeres que comieron una dieta con mayor contenido de alimentos procesados o fritos, granos refinados, alimentos endulzados y cerveza presentaron niveles más altos de depresión y ansiedad.

Dormir

La falta de sueño tiene un efecto muy grande en el estado de ánimo. Los padres privados de sueño están más deprimidos, irritables y ansiosos y tienen un riesgo significativo de padecer trastornos del ánimo y de ansiedad perinatales. El sueño nocturno es el más valioso para ayudarle a recuperarse. El sueño es necesario para restablecer la salud del cerebro. En circunstancias ideales, el cerebro necesita como mínimo 7 horas de sueño ininterrumpido cada noche. Durante unas horas cada noche, usted necesita desconectarse física, emocional y psicológicamente. Haga un plan con una persona de apoyo sobre cómo y cuándo tendrá su turno para dormir. Es posible que necesite tapones para los oídos, un ventilador o algo para no escuchar los sonidos del bebé. Sea lo que sea que usted decida hacer, el sueño de calidad es esencial para la salud mental.

Tenga cuidado con los oradores y autores (incluso aquellos con nombres muy conocidos) que critican cualquier plan de sueño, excepto el plan en el que el bebé duerme al lado de la madre, amamantando toda la noche, todas las noches. Ya que somos profesionales éticas, no mencionaremos nombres, pero usted los reconocerá. Si se fija bien, a menudo a estos oradores y autores les pagan organizaciones de padres específicas para impulsar sus agendas. Los datos que presentan están muy sesgados para apoyar el mensaje de las organizaciones que pagan, sin tener en cuenta la salud mental de las madres. No confíe en ningún profesional, ni siquiera en uno que ofrezca datos, que diga que solo hay una forma correcta, o una "mejor" manera de hacer dormir (o alimentar) al bebé y que denigre los otros métodos. Creemos que cualquier plan que funcione para usted y su familia es la manera correcta y que no hay un talle único. Todos somos individuos. A veces los padres duermen mejor con sus bebés en una cuna colecho, a veces en la habitación de al lado con un monitor, a veces con lactancia parcial mezclada con biberón, a veces con otra persona completamente a cargo del bebé durante la noche. Encuentra lo que funcione para usted y hágalo. ¡Y siéntase orgullosa por confiar en su intuición y creatividad!

Recuerde, su tarea es cuidarse a sí misma. Nadie lo puede hacer por usted. Aunque no pueda hacer esto todas las noches, hacerlo unas pocas noches por semana también ayuda. Si tiene tiempo de tomar siestas durante el día, hágalo; pero recuerde que las siestas no reemplazan el dormir por la noche. Los trastornos del ánimo y de ansiedad a menudo vienen acompañados de problemas para dormir. Un sueño prenatal deficiente se ha asociado a la depresión posparto (Felder, 2023).

Los trastornos del ánimo y de ansiedad perinatales pueden causar problemas de sueño, y los problemas de sueño interfieren con la recuperación. Trabaje para desarrollar buenos hábitos de sueño (también llamado "higiene del sueño"). LowBlueLights.com es la única compañía que hemos encontrado que ha estudiado la efectividad de sus lentes para promover el sueño, incluso para el uso perinatal. Considere comprar un par de estos lentes especiales para usar durante un par de horas antes de acostarse. Si es posible, salga a caminar con su bebé por la mañana para recibir la luz del sol que ayudará a restablecer el reloj interno de su cuerpo. Si no usa estos lentes especiales, apague la computadora y el teléfono una hora antes de acostarse (la luz y la estimulación de estos dispositivos pueden mantener despiertas a las personas). Si no puede dormir de noche cuando los demás están durmiendo, hable con su médico.

Actividad física

Incluso unos pocos minutos de actividad física pueden ayudarla a sentirse mejor. Cuando esté físicamente lista para hacer ejercicio, busque alguna actividad que se sienta dispuesta a hacer (por ejemplo, caminar, bailar o andar en bicicleta). Si la idea de dar la vuelta a la manzana caminando le resulta abrumadora, camine solo un poquito y de a poco vaya haciendo más larga la caminata. A medida que se sienta mejor, le resultará más fácil. Si usted sabe que se sentirá mejor si realiza la actividad, pero le cuesta juntar la energía para hacerla, designe a una persona de apoyo o amistad que la aliente y comparta esa actividad con usted. Las mujeres embarazadas y posparto que hacen un poco de ejercicio (incluso caminar empujando el cochecito del bebé) sobrellevan mejor las dificultades y están menos deprimidas.

Si tiene problemas para dormir o duerme poco, no haga actividades aeróbicas intensas; estas pueden empeorar sus problemas para dormir. Espere hasta haber dormido bien al menos un par de semanas antes de comenzar o recomenzar un programa de actividad física intensa.

Tomarse descansos

Existe el mito de que si realmente amamos lo suficiente a nuestros hijos, no deberíamos necesitar tomarnos descansos o divertirnos sin ellos. ¡Esto no es verdad! Muchos se han creído la idea de que tomarnos tiempo para nosotros mismos es malo y egoísta, y nos sentimos culpables por la simple idea de pensar en un descanso. (En general, los papás son mejores que las mamás a la hora de tomarse descansos). No hay ningún otro trabajo que dure las 24 horas del día. La verdad es que todos los buenos padres se toman descansos. ¡Es por eso, justamente, que siguen siendo buenos padres! Le recomendamos que programe tiempo personal en forma habitual, como mínimo dos horas cada vez (solo recreo o esparcimiento; esto no incluye recados o mandados). Para cualquier otro trabajo que no sea ser madre o padre, la ley exige que haya descansos, y también hay vacaciones.

Si no recarga sus pilas, se quedará sin energía. Usted no es la única persona que puede cuidar al bebé. Su pareja y sus familiares, por ejemplo, también necesitan tiempo a solas con el bebé para establecer vínculos. Esta experiencia es importante para el bebé y puede hacerse más fácilmente si usted no está presente. Es una situación en la que todos salen ganando.

Si no puede salir de la casa, vaya a otra habitación y use tapones para los oídos o auriculares. O quizá la persona de apoyo pueda salir de la casa con el bebé y usted pueda quedarse en casa a solas.

Salir

Cuando tiene depresión o ansiedad, parece que las paredes que le rodean se le vienen encima. El mundo se siente más oscuro y más pequeño. Tiende a encerrarse tanto emocional como físicamente (por ejemplo, cruza los brazos, se encorva y mira hacia abajo).

Le recomendamos que salga de la casa, mire el cielo, adopte una posición erguida, coloque los brazos a los costados y respire. No es necesario que vaya a ningún lado. Simplemente salga afuera una vez al día, aunque esto signifique estar de pie en la puerta de entrada con la bata puesta.

Rodéese de positividad

Evite leer o escuchar las noticias, ya que a menudo son deprimentes o violentas. Si quiere ver una película, elija una comedia. Evite las películas trágicas o violentas. Abra las cortinas y deje entrar la luz del sol. Si siente ansiedad, escuche música relajante. Si siente depresión, pruebe a escuchar música con ritmo que le dé ganas de moverse. En la medida de lo posible, rodéese de personas positivas que le den aliento, le sonrían y le brinden apoyo.

Cuidado del bebé

Dependiendo de la gravedad de la depresión, es posible que usted necesite que otra persona se encargue de casi todo, o todo, el cuidado del bebé. Una persona de apoyo puede hacerle compañía cuando su pareja no esté en casa. Podría ser un miembro de la familia, una doula, una niñera o una amiga. Poco a poco, usted puede aumentar su participación en el cuidado del bebé con la compañía de la persona de apoyo.

Aunque al principio sienta que actúa como un robot y que simplemente está repitiendo rutinas sin sentir ninguna alegría, aun así es bueno que usted experimente con algunas tareas de "padres" y que interactúe con el bebé. Poco a poco, sus sentimientos de competencia y confianza aumentarán y, a la larga, podrá disfrutar de su día. Sonríale al bebé, tóquelo e interactúe con él lo más que pueda. Cuando tenga la energía para hacerlo, puede serle útil anotarse en una clase de masaje infantil o una clase de natación para bebés. Estos tipos de clases promueven el vínculo.

Qué decir

Es posible que usted no sepa qué decir cuando una persona de apoyo le pregunta: "¿En qué te puedo ayudar?" Está bien decir: "No sé lo que necesito en este momento. Solo sé que me siento horrible". Sin embargo, no suponga que las demás personas le pueden leer la mente. Es más probable que usted consiga lo que necesita si lo pide.

Intente dar a su pareja, familia y amigos una lista de cosas que decir para explicarles cómo pueden ser de más ayuda. Por ejemplo, cuando siente ansiedad, no le ayudará que le digan:

"Cálmate y relájate". Usted puede intentar darles sugerencias sobre qué decir y qué hacer:

Siento mucho que estés sufriendo.

Vamos a salir de esto.

Estoy aquí para ayudarte.

(Abrazo).

Esto pasará pronto.

Dar una lista de cosas que decir y hacer no quita valor al cariño y el amor auténticos. Por el contrario, la persona de apoyo tendrá una manera eficaz de darle lo que usted necesita. Las personas que le aman quieren que usted se sienta mejor. Sentirán alivio al saber que las cosas de esa lista pueden ayudarle.

Para personas con ansiedad, temores o preocupación extremos

Evite la cafeína y mantenga estable el nivel de glucosa (ver la sección titulada "Alimentación"). Para muchas personas que padecen ansiedad u obsesiones, las noticias son una fuente de preocupación. No mire las noticias en la televisión y no lea las noticias. No lea libros, revistas ni información en línea si siente que hacerlo le produce más ansiedad. Evite todos los medios de comunicación, incluso las redes sociales, si le causan mayor preocupación, miedo o culpa. Si va a mirar una película, elija una comedia. Busque actividades que produzcan tranquilidad y distracción, en lugar de actividades que aumenten su ansiedad.

Evitar el exceso de estimulación

Cuando la actividad diaria, los sonidos y las cosas que ve todos los días se tornan abrumadoras, es importante modificar el ambiente. Recuerde: usted se está recuperando. Tratarse bien a sí mismo puede impulsar enormemente su recuperación. No se presione. Si, por ejemplo, ir a una reunión familiar le resulta abrumador (aunque se haya divertido en reuniones similares en el pasado), probablemente sea mejor que no vaya o que limite la cantidad de tiempo que se queda en la reunión. Téngase confianza. A medida que se recupere, será capaz de enfrentar más cosas.

Es común sentir ansiedad e hipersensiblidad a todo tipo de estimulación: visual, auditiva o cenestésica (tacto). Si le está sucediendo esto, es posible que bajar la intensidad de las luces de la casa le ayude. (Si siente más depresión que ansiedad, trate de iluminar más la casa: abra las cortinas y encienda más lámparas, por ejemplo.) Siempre y cuando pueda escuchar lo que necesita escuchar, pruebe a usar auriculares o tapones para los oídos durante el día para atenuar los ruidos innecesarios. Puede sentirse más sensible al tacto: por ejemplo, puede sentir que la ropa le roza, o le produce picazón. Sea compasiva con usted misma y haga lo que sea necesario para sentirse cómoda.

Mitos sobre el uso de la leche materna

Mito: "Si no amamanto a mi bebé, no podré ser una buena madre."

La verdad es que no existe una única manera correcta de alimentar a su bebé. Lo que funcione mejor para usted y su familia es la mejor manera. En nuestra sociedad, las nuevas mamas reciben mucha presión para amamantar exclusivamente, sin importar los obstáculos físicos o emocionales que tengan. Creemos que cuando se trata de alimentar a un bebé, las opciones son muchas. El hecho de que alimente a su bebé con leche materna (amamantando o con biberón) o con fórmula no tiene relación alguna con cuánto ama a su bebé o con la clase de mamá que usted es.

Tanto amamantar como alimentar con biberón presentan ventajas y desventajas; y también es posible recurrir a una combinación de los dos métodos. Por ejemplo, una opción responsable para el bienestar de su familia puede ser que la persona de apoyo alimente al bebé con biberón, dándole fórmula o leche materna, para que usted pueda tomarse un descanso. ¡No permita que la hagan sentir culpable!

Esté preparada para que le hagan preguntas y comentarios entrometidos e inoportunos acerca de cómo alimenta a su bebé. Esto puede suceder en cualquier lugar; por ejemplo, en público, en el consultorio del médico, en un grupo de madres o en una reunión familiar. Si cualquier persona, ya sea un profesional o no, parece tener una actitud crítica acerca del método que usted eligió para alimentar a su bebé, recuérdese que usted tomó la mejor decisión posible para usted y su familia. Ignore la pregunta o el comentario, o cambie de tema. También puede decir: "No es de su incumbencia", "No puedo amamantar. Tengo una enfermedad grave", "No quiero amamantar" o "Mi médico me dijo que no podía amamantar".

Las mujeres que amamantan en público también pueden experimentar críticas. Esté preparada para responder a comentarios como: "¿Por qué no lo haces en el baño?" Una buena respuesta es: "Yo no como en el baño, así que tampoco lo hará mi bebé".

Recuerde que usted tiene derecho a responder como mejor le parezca para que las personas entrometidas no la molesten. No tiene por qué disculparse y no les debe una explicación. Las buenas mamás se aseguran de que sus bebés estén bien alimentados. No importa cómo. Y punto.

He aquí algunos mitos comunes que oímos sobre ser padres.

Mito: "No estableceré un vínculo con mi bebé si no amamanto".

Si esto fuera cierto, ¡habría generaciones y generaciones de adultos que nunca establecieron un vínculo con sus madres! Es más: algunas mujeres comienzan a establecer vínculos con sus bebés precisamente cuando dejan de amamantar. En el caso de mujeres que experimentan ansiedad grave o dolor relacionados con el amamantamiento, alimentar al bebé con biberón (fórmula o leche materna) o una combinación de amamantamiento y biberón puede ayudar a que la hora de comer del bebé sea un momento más relajante y placentero. No existen reglas acerca de cómo dar el biberón. Si desea contacto directo con la piel, puede desnudarse el pecho para dar el biberón. La alimentación con biberón es una buena oportunidad para establecer contacto visual y conectarse con el bebé. Solo porque una mamá está amamantando, esto no significa que lo esté usando como una oportunidad para fortalecer el vínculo con el bebé (por ejemplo, la mamá puede estar en el teléfono). Durante el día, existen muchas oportunidades para establecer un vínculo con el bebé: cambiar los pañales, abrazar a su bebé, la hora del baño, sonreírle a su bebé, etc. La hora de comer no es la única oportunidad de establecer un vínculo con su bebé. Establecer un vínculo es un proceso continuo de interacción. Va mucho más allá de cómo alimenta a su bebé o qué le da de comer.

Mito: "Mi bebé es capaz de sentir mi depresión o ansiedad."

Su bebé no puede leerle la mente. Sus pensamientos o sentimientos no pueden hacerle daño al bebé, ni afectar su relación con él. Los bebés sienten temperatura, hambre, humedad y contacto físico. Su bebé se sentirá cercano a usted sin importar los pensamientos de depresión o ansiedad que pasen por su cabeza. Lo más importante es cómo usted se comporta con el bebé (sonreírle, hablarle, tocarlo, etc.). Tener una persona de apoyo que no está deprimida a cargo del bebé al menos parte del tiempo también ayudará a medida que usted se recupera.

Mito: "El vínculo con el bebé se establece automáticamente en el momento del nacimiento."

Si esto fuera cierto, ningún niño adoptado podría jamás establecer un vínculo con sus padres adoptivos. No existe ninguna oportunidad o momento mágico en el que deba establecerse el vínculo con el bebé, y no debe preocuparse si no pudo tocar o sostener a su bebé inmediatamente después del parto. Aunque la depresión o la ansiedad le hagan difícil cuidar a su bebé, nunca es demasiado tarde. Establecer vínculos con su bebé es un proceso de familiaridad, cercanía y comodidad que continúa durante años.

Recuperación

Los factores que determinan qué cosas pueden ayudar a cada persona a recuperarse dependen del tipo, de la gravedad y de los aspectos específicos de su enfermedad, así como de las preferencias de tratamiento de la persona. Lo que sea que le ayude a mejorar rápido es lo que recomendamos. En el Capítulo 7, describimos algunas opciones de tratamiento que puede elegir, las cuales pueden aplicarse en forma separada o conjunta. Como la medicación es uno de los tratamientos más comunes para estos trastornos, incluimos a continuación algunas de las preguntas más frecuentes de nuestras pacientes.

Preguntas y respuestas sobre antidepresivos

Pregunta: ¿La medicación me va a cambiar la personalidad?

Respuesta: La depresión y la ansiedad cambian su personalidad. Personas normalmente estables y despreocupadas se pueden tornar irritables, malhumoradas, reservadas o preocupadas. A medida que la medicación comience a hacer efecto, usted comenzará a sentirse normal otra vez. En cierto sentido, la medicación te devuelve a tu personalidad "normal".

Pregunta: ¿Cuánto tiempo tendré que tomar la medicación?

Respuesta: La duración del tratamiento varía, y se trata de una decisión que usted debe tomar junto con su médico. La recomendación general es tomar una dosis que permita "volver a uno mismo". Es importante seguir tomando la medicación durante todo el período recomendado para reducir las posibilidades de tener una recaída o de que vuelva a aparecer la enfermedad.

Pregunta: ¿Me voy a hacer adicta a los antidepresivos?

Respuesta: Los antidepresivos no crean dependencia o adicción, pero nunca debe dejar de tomarlos repentinamente. Hable con su médico, que guiará el proceso para dejar gradualmente la medicación.

Pregunta: ¿Qué pasa si experimento efectos secundarios?

Respuesta: Muchas personas no experimentan ningún efecto secundario. Los efectos secundarios, si se producen, suelen ser leves y temporarios y no duran más de una semana (por ejemplo, náuseas, fatiga, temblores). Consulte a su médico si experimenta una disminución del deseo sexual o de la capacidad para alcanzar el orgasmo o si padece efectos secundarios más graves o efectos secundarios que no desaparecen después de una semana. Algunas personas necesitan probar más de un antidepresivo para hallar el que les da mejor resultado. Para reducir la posibilidad de padecer efectos secundarios, es recomendable comenzar con una dosis muy baja y aumentarla poco a poco hasta alcanzar la dosis eficaz para usted.

Pregunta: ¿Qué antidepresivo es mejor para mí?

Respuesta: En general, casi todas las personas pueden tomar la mayoría de las medicaciones antidepresivas. Si usted ha tomado previamente una medicación que le ayudó, o si tiene un familiar directo que ha tenido una experiencia positiva con una medicación, esa medicación probablemente debería ser la primera opción. Si padece ansiedad, se le podría recetar una medicación que tenga un efecto secundario calmante. Si siente fatiga, se puede probar con una medicación que tenga un efecto secundario energizante. El indicador más importante es que usted comience a sentirse mejor con el paso del tiempo.

Pregunta: ¿Cuándo voy a sentirme mejor? ¿Cómo sabré si la medicación está funcionando?

Respuesta: La mayoría de los antidepresivos más nuevos comienzan a hacer efecto en dos semanas, mientras que los más viejos pueden tardar entre cuatro y seis. Puede llevar varias semanas aumentar gradualmente la dosis hasta llegar a la dosis correcta. Estos son algunos comentarios que hemos escuchado de pacientes cuya medicación comenzó a hacer efecto:

- *Ya no lloro todo el tiempo.*
- *Tengo más paciencia y no grito tanto.*
- *Otra vez canto en la ducha.*
- *Mi pareja nota que parezco más alegre.*
- *Me siento más motivada. Cocino para la familia otra vez.*
- *Estoy disfrutando más a mi bebé.*
- *Ya no me preocupo tanto. No me molestan tanto las pequeñas cosas.*
- *Sonrío y me río más; me divierto.*
- *Respondo a email y llamadas telefónicas otra vez.*

Pregunta: ¿Tomar medicación es como usar una muleta?

Respuesta: Una muleta es una herramienta temporaria que usted usa mientras la necesita. Si se rompiera un pie, no lo pensaría dos veces y usaría muletas para apoyarse mientras su pie sana. La medicación devuelve a su cerebro el equilibrio químico normal, lo que le permite volver a sentirse usted misma y llevar una vida normal. A medida que usted mejora, usted y la persona a cargo de su atención crearán un plan para dejar la medicación gradualmente. Además, la medicación puede ayudarle a aprovechar más eficazmente la psicoterapia.

Pregunta: Quiero amamantar pero no quiero tomar nada que pueda hacer daño a mi bebé. ¿Puedo tomar medicamentos y amamantar?

Respuesta: De acuerdo con profesionales que han dedicado sus carreras a estudiar si resulta seguro tomar medicamentos antidepresivos durante la lactancia, la respuesta es sí. Cuando se analizó la sangre de los bebés, se hallaron muy pocos metabolitos de medicación (di Scalea, 2009; Sprague, 2020). Se ha comprobado que el uso de medicamentos para tratar el trastorno bipolar (carbamezapina, lamotrigina, fenitoína o valproato) no tiene efectos adversos en los lactantes. Los bebés expuestos a la medicación a través de la leche materna son tan saludables y normales como los bebés no expuestos a la medicación (Kronenfield, 2018). Es importante recordar que no recibir tratamiento puede afectar la salud del bebé y no es una buena opción.

De acuerdo con las investigaciones, resulta claro que es más importante recibir el tratamiento adecuado para la salud mental que preocuparse por si el bebé está alimentado con leche materna o con fórmula. Por lo tanto, si usted piensa que se preocupará mucho por su bebé si sigue usando leche materna mientras usted toma un antidepresivo, es preferible dejar de amamantar (gradualmente) a no recibir tratamiento. Recuerde que el mejor regalo que puede darle a su bebé es una mamá feliz y sana. A menudo, el temor relacionado con usar leche materna mientras toma medicación desaparece cuando la medicación comienza a hacer efecto, ya que la preocupación puede ser causada por la enfermedad misma.

Pregunta: *Estoy embarazada y muy deprimida. ¿Tengo que sentirme así durante todo el embarazo?*

Respuesta: Recibir tratamiento es importante tanto para usted como para el bebé. Los investigadores han comenzado a estudiar los efectos nocivos que la depresión y la ansiedad no tratadas tienen sobre el feto. Además, si usted está deprimida o ansiosa durante el embarazo, es posible que no pueda cuidar de sí misma como debería. Esto no es bueno ni para usted ni para su bebé. Muchas mujeres se automedican, por ejemplo, con cafeína, tabaco (cigarrillos comunes o electrónicos), alcohol, drogas o hierbas, y esto también puede ser perjudicial. La depresión o la ansiedad pueden causar cambios en el apetito que pueden dificultar el mantenimiento de un aumento de peso saludable y una buena nutrición durante el embarazo.

Hacer terapia y nada más puede ser suficiente pero, para algunas mujeres, la medicación es necesaria para reducir los síntomas graves. Los antidepresivos han demostrado ser muy útiles para combatir tanto la depresión como la ansiedad. No se ha demostrado que aumente el riesgo de padecer abortos espontáneos o malformaciones a causa de estas medicaciones, incluso durante el primer trimestre. La depresión durante el embarazo también aumenta el riesgo de padecer depresión posparto, y también puede aumentar el riesgo de que el bebé padezca de retrasos en el desarrollo. Tomar medicación durante el embarazo y durante el posparto reducirá significativamente este riesgo. Según el *American Journal of Obstetrics & Gynecology*, "cuando una condición psiquiátrica requiere farmacoterapia (tratamiento con medicamentos), los beneficios de dicha terapia superan con creces los posibles riesgos mínimos" (Koren, 2012).

Pregunta: Me da vergüenza tomar medicación. ¿Tomar antidepresivos es una señal de debilidad?

Respuesta: En muchas culturas existe un estigma acerca de tomar medicamentos psiquiátricos. Este estigma se basa en la ignorancia y el miedo. Existe la presunción de que podemos controlar la química de nuestro cerebro. Si usted tuviera diabetes o problemas de tiroides, no pensaría que puede obligarse a producir más insulina u hormona tiroidea (y nadie esperaría eso de usted). ¡Recibir ayuda es una señal de fortaleza, no de debilidad!

Tomar medicación es una decisión personal. Usted no tiene que compartir esta información con otras personas. Mantener en privado la información acerca de la medicación no es lo mismo que sentir vergüenza. Sin embargo, una vez que nuestras pacientes comienzan a contarlo a sus familiares y amigos cercanos, muchas veces se sorprenden al enterarse de cuántas personas también toman medicación o conocen a gente que lo hace. Ya sea que elija tomar una medicación o no hacerlo, rodéese de personas que apoyen sus decisiones para sentirse mejor.

Cuatro

Parejas

Este capítulo está diseñado para ofrecer ayuda a las parejas, sin importar el sexo o el estado civil. Para simplificar, a veces nos referimos a la nueva madre como "esposa". Cuanto antes comience usted a participar en el proceso de recuperación, y cuanto más participe, más se beneficiarán ustedes como pareja y como individuos. Cuanto más entienda lo que está experimentando su esposa, más la ayudará a sentir que tiene su apoyo. Eso, a su vez, acelerará la recuperación.

Tener un bebé trae cambios a toda la familia. Las preguntas como "¿Seré una buena madre o un buen padre?" y "¿Cómo puedo apoyar mejor a mi pareja en este territorio desconocido?". son normales y es saludable preguntarlas. Esto sucede en todo tipo de relaciones: parejas heterosexuales y homosexuales, y en parejas que adoptan hijos. Tener un bebé cambia las cosas. La atención que antes se prestaba al papá o a la pareja, ahora se centra en el embarazo. Los miedos, las molestias y los problemas médicos pueden afectar la intimidad. Una vez que nace el bebé, la atención se centra en el bebé, y la relación de pareja pasa a un segundo plano. Cada vez es más común hablar de los problemas del ánimo de las mujeres durante el embarazo y el período posparto, pero se habla muy poco de la salud mental de los papás y las parejas. ¡Los papás y las parejas también son importantes!

La mayoría de las veces, la gente habla del lado más lindo de la maternidad o paternidad: sentir un vínculo inmediato con el bebé y sentirse perdidamente enamorado. Eso puede suceder pero, a menudo, es un proceso de familiarización con un pequeño extraño que es muy exigente. También hay pérdidas asociadas con el hecho de convertirse en padres, y es importante reconocerlas y hacer el luto correspondiente. Es normal que la relación con su pareja cambie. Si a una persona de la pareja la babearon, vomitaron o chuparon todo el día, es posible que ella (o la otra persona) rechace el contacto físico y las muestras de afecto. Es fácil sentirse rechazado. Recuerde: no es un rechazo personal. Ya no pueden meterse en la cama, mirar una película o salir a cenar de improviso.

Algunos papás o parejas pueden tener antecedentes pasados o actuales de trastornos del ánimo o de ansiedad durante el embarazo. La depresión y los trastornos de ansiedad (en particular el trastorno obsesivo-compulsivo) empeoran durante épocas de estrés y falta de sueño. Es importante evaluar su propio riesgo al embarcarse en un embarazo. Un amplio estudio que incluía investigaciones de muchos países descubrió que los principales factores de riesgo para los padres eran un historial de enfermedad mental, insatisfacción en la relación, depresión de la esposa, inestabilidad financiera, bajo nivel educativo, desempleo y falta de apoyo social (Ansari, 2021)..

¿Cómo lucen los papás deprimidos o ansiosos? Lucen como papás. Uno no se da cuenta al mirarlos. Cuando la mamá está deprimida, la tasa de depresión en su pareja es significativa: 24 % a 50 %%. Un amplio estudio multinacional (Rao, 2020) descubrió que alrededor del 10 % de los padres experimentaron depresión durante el embarazo. Descubrieron que, en general, en el primer año posparto el 8.75 % de los padres experimentaban depresión, pero ésta aumentaba a casi el 10 % entre los 3 y los 6 meses. La probabilidad de que los padres deprimidos les peguen a los hijos es casi cuatro veces mayor, y menos del 50 % de los padres deprimidos les leen habitualmente a los hijos de 1 año (Davis, 2011).

Evaluando múltiples estudios, la ansiedad prenatal en los padres osciló entre el 3.4 % y el 25 % durante el período prenatal, y entre el 2.4% y el 51 % posparto (Philpott, 2019). Sugerimos que todos los padres primerizos se sometan a pruebas rutinarias de detección de la depresión y la ansiedad.

No todas las personas deprimidas experimentan una tristeza extrema. A menudo, especialmente en los hombres, la depresión puede sentirse como irritabilidad, agresión y hostilidad. Pueden distanciarse, buscar distracciones para evitar a la familia o "desconectarse". Sin duda, esto afecta negativamente la relación. Otros síntomas comunes incluyen dificultad para dormirse o permanecer dormido, cambios en el apetito, pensamientos acelerados o preocupación constante, y no sentir alegría o placer al hacer cosas que solía disfrutar. Algunas personas se sienten impotentes y desesperanzadas. Tener un bebé y tener una carga financiera adicional puede realmente contribuir a una sensación de estar atrapado. La depresión es como tener gafas borrosas. Todo lo ve filtrado a través de las gafas y distorsionado. Las gafas solo dejan ver las cosas negativas.

La depresión en los papás y las parejas también afecta el desarrollo emocional y el comportamiento de bebés y niños (para más detalles, consulte "¿Por qué es necesario el tratamiento?" en el Capítulo 7).

¿Qué se puede hacer? Conseguir apoyo para usted. Educarse. Buscar un profesional formado específicamente en trastornos del ánimo y de ansiedad perinatales. Hablar con su pareja, amigos o familia, si cree que lo van a escuchar y comprender. Es fundamental encontrar apoyo de personas que no emitan un juicio de valor. Obtener la ayuda que necesita es un signo de fortaleza.

Para encontrar información acerca de sitios web dedicados a ayudar a los papás, consulte la sección de Recursos.

Cosas a tener en cuenta

- *Usted no provocó la enfermedad y usted no puede hacer que la enfermedad desaparezca.*
  La depresión y la ansiedad perinatales son trastornos diagnosticables. No son culpa de nadie. Cuando la química cerebral de su esposa vuelva a la normalidad, ella volverá a sentirse como antes.

- *Ella no espera que usted arregle el problema mágicamente.*
  Es posible que muchos esposos o parejas se sientan inútiles e incapaces de solucionarlo. Su esposa no necesita que usted intente hacer desaparecer el problema. No es como un grifo que pierde y puede arreglarse con una junta de goma nueva. No sugiera soluciones rápidas y fáciles. Este tipo de problema no se soluciona así. Lo que ella necesita es que usted la escuche.

- *Busque el apoyo necesario para poder ayudar a su esposa.*
  Es común ver que la pareja se deprime después de la depresión de la esposa. Para evitarlo, usted debe cuidar de sí mismo y debe recibir el apoyo que necesita de amigos, familiares y profesionales. Mientras cuida a su familia, organícese para tomarse descansos. Es importante que haga ejercicio o alguna otra actividad que le permita aliviar el estrés. Esto le ayudará a servir de apoyo. Sugiera tener una persona de apoyo si usted está ausente.

- *No se lo tome personalmente.*
  Es común que las personas que padecen depresión/ansiedad perinatal se pongan irritables o se enojen. No acepte los insultos verbales. No ayudan a nadie. Su esposa se sentirá culpable después de decirle cosas hirientes. Si usted cree que no se merecía un insulto o mal comentario, explíqueselo con calma.
- *La compañía es muy importante.*
  A veces, lo único que su esposa necesita es sentirse apoyada y acompañada. Pregúntele qué palabras necesita escuchar para sentirse reconfortada, y dígaselas con frecuencia.
- *Tenga expectativas realistas.*
  Aunque una mujer no sufra depresión posparto, no es realista esperar que alguien que acaba de dar a luz prepare la cena, limpie la casa y cuide al bebé. Ella también puede sentirse culpable por no cumplir con sus propias expectativas y estar preocupada porque usted se sentirá decepcionado. Recuérdele que las tareas de criar al bebé y encargarse de la casa son responsabilidad de los dos, no solo de ella. Con la ayuda de un proveedor perinatal, su relación y su familia saldrán de esta crisis y se sentirán más fuertes que nunca. Habrá días buenos y días malos. Poco a poco, la frecuencia y la gravedad de los días malos será menor. Sin embargo, no piense que después de unos días buenos su esposa está "curada". Puede pasar bastante tiempo antes de que ella tenga días buenos en forma consistente.
- *Déjela dormir durante la noche.*
  Su esposa necesita al menos seis horas de sueño ininterrumpido cada noche para la salud del cerebro. Si desea que vuelva a ser ella misma lo antes posible,

permanezca de turno durante esas horas sin molestarla. Muchos papás y parejas han afirmado que se sienten mucho más conectados con sus hijos después de haberlos cuidado de noche. Si usted no puede encargarse del bebé durante la noche, busque a alguien que lo haga. Contratar un cuidador temporario tiene un valor incalculable.

- *Sea parte de su equipo.*
Hágaselo saber cuando observe mejoras. Por ejemplo, dígale: "Estás sonriendo más" o "Estás llamando a tus amigos otra vez". Si no observa mejoras con el paso del tiempo, comparta amablemente sus inquietudes y ofrezca acompañarla a su próxima cita a un proveedor de atención.

Qué decir y qué no decir

Diga:
- *Vamos a salir de esto.*
- *Estoy aquí para ayudarte.*
- *Soy parte de tu equipo.*
- *No te voy a dejar: estamos aquí el uno para el otro en las buenas y en las malas.*
- *Sé que te vas a recuperar.*
- *Si hay algo en lo que pueda ayudarte, dímelo.*
- *Siento mucho que estés sufriendo. Debe ser una sensación horrible.*
- *Los quiero mucho.*
- *El bebé te quiere mucho.*
- *Todo esto pasará.*
- *Vas a volver a ser tú misma.*
- *Lo estás haciendo muy bien.*

Dele ejemplos específicos, como: "Le cantas con tanta dulzura al bebé" o "Al bebé le encanta cuando le haces cosquillas en los pies."
- *Eres una mamá excelente.*
Sea específico; diga, por ejemplo, "Me encanta cómo le sonríes al bebé".
- *Esto no es tu culpa. Si yo estuviera enfermo, no me echarías la culpa y me cuidarías.*

No diga:
- *Piensa en todos los motivos que tienes para ser feliz.*
Ella ya sabe todos los motivos que tiene para ser feliz. Uno de los motivos por los que se siente tan culpable es porque está deprimida a pesar de tener todas esas cosas. Así es la depresión.
- *Relájate.*
¡Esta sugerencia suele tener el efecto opuesto! Ella ya se siente mal por no poder relajarse a pesar de intentarlo con mecanismos que en el pasado surtían efecto. La ansiedad produce hormonas que pueden provocar ciertas reacciones físicas, como aumento de la frecuencia cardiaca, temblores, cambios en la visión, falta de aliento y tensión muscular. Esto no es algo que ella simplemente pueda solucionar con su propia voluntad.
- *Tienes que salir de esto.*
Si ella pudiera, ya lo habría hecho. Ella no le desearía esto a nadie. Una persona no puede recuperarse de una enfermedad con solo ponerse las pilas.
- *Piensa en positivo.*
¡Ojalá recuperarse fuera tan fácil! La naturaleza de esta enfermedad impide tener pensamientos positivos. La depresión es como ver el mundo a través de anteojos distorsionados que no dejan apreciar los mensajes

positivos del entorno. Sólo se perciben las interpretaciones negativas y cargadas de culpa. Esta enfermedad no le permite experimentar los aspectos divertidos y alegres de la vida.

Consejo de un papá que vivió esta situación

Esto fue escrito para el boletín informativo de Shoshana por Henry, su esposo (fallecido), poco después de que ella se recuperara de su primera depresión:

Llegas a casa después de un largo día de trabajo, deseoso de encontrar un hogar feliz, y lo que ves te da ganas de regresar a tu automóvil y marcharte. Tu esposa está llorando y el bebé también. La casa es un desastre y olvídate de la cena. A esta altura, ya sabes que no es buena idea preguntarle cómo pasó el día. Su respuesta es siempre la misma. "Odio esto de ser 'mamá'. No quiero ser madre de nadie. Quiero que me devuelvan mi vida de antes. Quiero ser feliz otra vez". Te encoges de hombros, levantas al bebé y te preguntas por qué tu esposa se siente así, por qué no está tan feliz como tú acerca del bebé, y te preguntas cuándo se le va a pasar.

No estás solo. Viví esta situación todos los días durante dos años. Hasta mi último grano de paciencia fue puesto a prueba, pero nunca dejé de tener esperanzas de que las cosas volvieran a la normalidad. Me concentré en nuestra hija, que estaba en medio de nuestros problemas, y nunca dejé de repetirme que tenía que ser un apoyo constante para ella.

Poco a poco, mi esposa se recuperó de la enfermedad. Hoy tenemos el hogar feliz que ambos siempre quisimos. Sé paciente y tolerante. Recuerda: las cosas van a mejorar.

Cinco

Familia y amigos

Es doloroso ver que una persona amada lucha o sufre. A menudo, la enfermedad y el proceso de recuperación causan confusión y son difíciles de entender. Los trastornos del ánimo y de ansiedad perinatales son reales y pueden ser debilitantes y, en casos graves, pueden poner en peligro la vida. Cuanto más se informa una persona, de más apoyo y ayuda puede ser. Este capítulo está destinado a brindar apoyo y educación, y a ayudarle a convertirse en parte del proceso curativo.

Cuando nace un bebé, se producen muchos cambios en el hogar. Aunque los hermanos puedan entender algunos de estos cambios, no esperarán que el humor y el comportamiento de sus padres sean diferentes.

Los niños suelen notar si mamá está o estuvo llorando. Se darán cuenta si mamá grita o se enoja por cosas sin importancia. Quizá se fijen en que pasa más tiempo en la cama, no tiene energía para llevarlos al parque o no se ríe tanto. Quizá noten que mamá tiene la mirada perdida y no les presta mucha atención. Los niños se dan cuenta de que esta no es la mamá que ellos conocen; por eso, necesitan explicaciones honestas y claras sobre lo que está sucediendo.

Mantener un camino de comunicación abierto con ellos es esencial. Siempre que sea posible, los padres deben hablar con sus hijos sobre estos cambios. Hay varias pautas importantes a seguir al hablar con los niños sobre lo que está sucediendo.

Comunicación con los niños

- A veces, incluso a los adultos no les resulta claro lo que significan los términos *depresión* o *ansiedad*. Por eso, use

palabras o frases descriptivas, como *triste, de mal humor, cansancio, ganas de llorar, preocupación* o *mal genio*.
- Recuerde a los niños con frecuencia que ellos no son la causa de la enfermedad; no es culpa de ellos y no hay nada que ellos pudieran haber hecho para prevenirlo.
- Explíqueles que no es una enfermedad causada por gérmenes. No se la contagió de nadie, ni puede contagiar a nadie.
- Explique a los niños que mamá/papá está recibiendo ayuda: que está viendo a un doctor o un psicólogo, que está tomando medicamentos o recibiendo otro tratamiento y que se va a recuperar pronto. Explíqueles que, durante la recuperación, mamá/papá tendrá buenos y malos momentos.
- Pregúnteles de qué manera pueden ayudar. Quizá puedan hacerle un dibujo, dejarle notitas que digan "te quiero" en distintos lugares de la casa y ofrecerle ayuda con tareas adecuadas para la edad.
- Dígales la verdad. Los niños se dan cuenta si mamá o papá "está actuando distinto", así que no les diga que todo está bien cuando no es así. Hábleles en forma directa y honesta. Hábleles en forma directa y honesta. La tristeza es sólo un sentimiento; no tiene por qué tener lógica o ser racional. Los sentimientos son parte de la naturaleza humana. Esconder la tristeza (diciendo, por ejemplo, que "son lágrimas de felicidad") trasmite el mensaje de que estar triste no es aceptable.

Mostrar los sentimientos enseña a los niños a expresarse de forma adecuada. Esto no les hará mal. Al contrario, puede servirles como un modelo de comportamiento que les será útil en el futuro. Y, al recibir ayuda, les muestra a sus hijos que, cuando alguna cosa no está bien, se puede hacer algo al respecto.

Este es un ejemplo de lo que se podría decir:

Quizá hayan notado que últimamente lloro y me enojo mucho. Algunas sustancias químicas de mi cuerpo no están funcionando bien y esto afecta la forma en que me siento y actúo. Quiero que sepan que los quiero mucho y que también quiero al bebé. También quiero que sepan que esto no es culpa de ustedes ni de ninguna otra persona. Me estoy cuidando mucho y estoy recibiendo ayuda para curarme lo antes posible. Probablemente tenga buenos momentos y malos momentos, pero voy a ir mejorando hasta recuperarme completamente. Espero llevarlos al parque otra vez pronto. Los quiero mucho.

La forma en que la familia y los amigos reaccionan ante la depresión de los nuevos padres puede influir decisivamente en la recuperación.

A veces, una madre deprimida o ansiosa tiene mucho miedo de compartir con su pareja pensamientos o sentimientos desagradables, ya que le tiene miedo a la desaprobación y al rechazo. Es posible que esta mamá le confíe a un familiar o amigo sus sentimientos, si se le da la oportunidad de que lo haga. Pero, aunque la madre hable abiertamente con su pareja, contar con el apoyo adecuado de sus padres, familia política, abuelos, hermanos y amigos ayudará a crear el ambiente óptimo para la recuperación.

Cuando las mujeres tienen hijos, aunque no estén deprimidas, a veces ansían contar con la compañía y la aprobación de sus propias madres. Si la madre de la mujer ha fallecido, o si la relación es tensa, será especialmente importante la presencia de otra mujer que pueda ayudar a llenar ese vacío. Debido a que las madres deprimidas suelen ser más vulnerables que las madres que no padecen de depresión, necesitarán muchas palabras tranquilizadoras de las personas que las rodean, en particular de mujeres adultas.

En general, las mujeres que acaban de ser madres son sensibles a las críticas. Las madres que padecen trastornos del ánimo y de ansiedad perinatales suelen ser aún más sensibles. Felicítela con frecuencia por su maternidad. Evite los comentarios negativos y los consejos no solicitados, especialmente los relacionados con la crianza de los hijos.

Cosas a tener en cuenta

Usted no podrá curarla.

Es posible que sienta una gran frustración debido a que las enfermedades perinatales no pueden curarse de la misma manera que otras enfermedades. El curso de esta enfermedad, incluso con tratamiento excelente, es diferente del de, por ejemplo, una infección en el oído. Mientras que en las enfermedades comunes se observa una mejora constante hasta que desaparecen, en este caso se producen fluctuaciones durante la recuperación.

Por lo general, la mujer avanzará un par de pasos en la recuperación y se sentirá mejor, pero luego retrocederá un paso y tendrá una recaída transitoria. Cuando se producen estas recaídas, la mujer puede sentirse desesperanzada, ya que la depresión no le permite tener la perspectiva de que se está recuperando. Puede manifestar que volvió al punto de partida y que no está mejorando.

Es importante que usted le recuerde que la recaída es solo temporal, que sí está mejorando y volverá a encaminarse hacia la recuperación. Una recaída transitoria no es un paso atrás; es simplemente parte del proceso. Con el tiempo, las recaídas serán más cortas y menos severas, y aumentarán los buenos tiempos. Recuérdele que lo más importante es que esté encaminada en general en la dirección correcta.

Anímela pero no le insista.

A menudo, las mujeres que padecen de estas enfermedades se sienten incapaces de expresar sus sentimientos. Hágale saber que usted está disponible para escuchar sin juzgar. Confíe en que ella compartirá con usted lo que siente cuando esté lista para hacerlo. Incluso acompañarla en silencio puede ser un gran apoyo. Su sola presencia es de gran ayuda, aunque ella no pueda o no quiera hablar.

Concéntrese en el momento presente.

Con sus continuos cambios en el estado de ánimo, la mujer en recuperación no confía en que los buenos momentos vayan a durar. Nunca sabe en qué momento cambiará su estado de ánimo. Es posible que no quiera compartir los buenos momentos con usted por temor a que usted piense que ella ya no necesita su apoyo. Con el tiempo, los buenos tiempos durarán y las recaídas desaparecerán, pero este proceso puede llevar un tiempo y varía mucho de una persona a otra. Hágale sentir la tranquilidad de que usted entiende que ella sufrirá altibajos en el estado de ánimo durante un tiempo y que usted no le quitará su apoyo repentinamente.

No se deje engañar por las apariencias.

Los trastornos del ánimo y de ansiedad perinatales son a menudo enfermedades ocultas. Las personas afectadas suelen parecer normales al mundo exterior. Pueden ir muy bien vestidas, e incluso con una sonrisa, y seguir estando profundamente deprimidas o ansiosas al mismo tiempo.

A veces, la persona que sufre puede sobrecompensar. Por ejemplo, si siente vergüenza, es posible que intente mostrarse alegre para ocultar sus verdaderos sentimientos. Es importante preguntar a todos los nuevos padres cómo se encuentran y nunca dar por sentado nada basándose en la apariencia. Por lo tanto, si escucha que algún otro familiar dice: "Pero no parece tener depresión", usted puede explicarle que las apariencias a veces engañan cuando se trata de enfermedades perinatales.

Qué decir y qué no decir

Diga:
- *Estoy aquí para ayudarte.*
- *Siento mucho que estés sufriendo. Debe ser una sensación horrible.*
- *Estás haciendo lo mejor posible.*
- *Se vas a mejorar.*
- *¿Quieres que ...* (insertar una tarea como, *lave los platos o lave la ropa)?*
- *Yo pasé por lo mismo.*
  Solo si realmente lo hizo. Y recuerde, no se trata de melancolía posparto. Si no es cierto que pasó por lo mismo, no lo diga.

No diga:
- *Anímate que ya pasará.*
  Las personas que no reciben el tratamiento adecuado corren el riesgo de sufrir enfermedades crónicas y recaídas graves.
- *No es para tanto.*
  La depresión hace que todo parezca complicado. La persona se siente agobiada y siente que no puede salir adelante. Incluso las pequeñas tareas pueden parecer demasiado difíciles.

- *Tienes tantos motivos para estar feliz.*
  Ella ya lo sabe. Y se siente culpable por sentirse deprimida a pesar de todas esas cosas.
- *Necesitas dormir más; eso es todo.*
  Dormir es importante; pero dormir no es lo único que hace falta para estar bien.
- *Lo que necesitas es un descanso del bebé.*
  Los descansos son importantísimos, pero no suelen ser lo único que ella necesita.
- *Yo pasé por lo mismo.*
  Recuerde, no se trata simplemente de melancolía posparto. No quite importancia a la experiencia diciendo que a usted le "pasó lo mismo", a menos que usted realmente haya padecido la enfermedad.
- *Las mujeres tienen bebés desde hace siglos.*
  ¡Y muchas mujeres han padecido depresión desde hace siglos!

Cosas que puede hacer para ayudar

- Preparar las comidas.
- Cuidar al bebé (o a otros niños).
- Lavar la ropa.
- Lavar los platos.
- Sentarse y escuchar.
- Limpiar la casa.
- Salir a caminar juntos.
- Hacer las compras u otros mandados.
- Escribir tarjetitas de agradecimiento.
- Estar de guardia por la noche para que la madre o el padre puedan dormir.

Seis

Profesionales

Todos los proveedores de servicios de salud que están en contacto con pacientes durante el embarazo o el período posparto necesitan esta información. El hecho de que esté leyendo este libro es una señal de que usted es un profesional que se preocupa e interesa por sus pacientes. Su guía y acompañamiento durante esta etapa crucial tendrá un impacto significativo en el bienestar mental y físico de las personas que padecen trastornos del ánimo y de ansiedad perinatales. Es importante que no reste importancia a los síntomas, pero tampoco exagere su reacción ante los síntomas. Simplemente trate los síntomas de la misma manera profesional y objetiva en la que trataría cualquier otra experiencia perinatal común como, por ejemplo, la diabetes gestacional.

Este capítulo contiene respuestas a las preguntas que nos han hecho con mayor frecuencia a lo largo de los años con respecto a las señales, los síntomas y el tratamiento. Tenga en cuenta que las personas que necesitan ayuda tendrán contacto con todo el personal del consultorio, como el personal de recepción o de enfermería. Por eso, es importante que todo el personal conozca la información contenida en este libro.

Recuerde que las señales que indican que la persona está angustiada o no siempre son obvias por diferentes razones. Si una persona siente vergüenza, culpa o miedo de que la juzguen, es posible que esconda sus sentimientos. La persona puede plantear quejas más "aceptables socialmente" como fatiga, dolores de cabeza, problemas con la pareja o que el bebé se queja mucho. Aunque la persona sonría o se vea bien arreglada, no dé por sentado que está bien. Estas son enfermedades ocultas. Si bien existen factores de riesgo que ayudan a predecir los trastornos del ánimo y de ansiedad perinatales, no existe un "tipo" de persona en particular que sea más propensa a enfermarse. Los estudios han demostrado que la evaluación estandarizada mejora la detección. En Inglaterra, se evalúa a todas las nuevas mamás con la Escala de Evaluación de Depresión Postnatal de Edimburgo Muchos estados de los EE. UU. ahora cuentan con evaluaciones para detectar trastornos del ánimo y de ansiedad perinatales. El Colegio Americano de Obstetras y Ginecólogos, la Academia Americana de Pediatría y la Asociación Americana de Medicina Familiar han recomendado la evaluación perinatal (ver la sección "Evaluaciones" para más información).

Somos conscientes de que puede tener miedo a hacer preguntas que puedan provocar emociones fuertes. La mujer podría sentir que la están acusando de ser una mala madre y adoptar una actitud defensiva. Pero cuando la paciente escuche que usted le habla con un tono profesional y objetivo, y entienda que no existe nada vergonzoso con relación a la salud mental, entonces es probable que pueda aceptar la información. La paciente comprenderá que el cerebro es parte del cuerpo y merece ayuda cuando sea necesario. A la larga, actuar de este modo será un ahorro de tiempo y un ejemplo de atención profesional de calidad.

Cultura e idioma

Aunque los trastornos del ánimo y de ansiedad perinatales parecen ocurrir con la misma frecuencia en todo el mundo, las reacciones a estos trastornos varían en distintas culturas. Por ejemplo, si la vergüenza constituye una gran amenaza personal, es posible que las mujeres estén menos dispuestas a hablar acerca de los síntomas y necesiten apoyo y ayuda adicional.

Es fundamental tener en cuenta que la comunicación no verbal también varía de una cultura a otra. Por ejemplo, asentir con la cabeza o sonreír puede significar entendimiento o simplemente respeto por la autoridad. También es importante poner en claro cuál es su papel para evitar expectativas poco realistas.

También deben tenerse en cuenta los factores socioculturales y los niveles de educación cuando se completa la historia clínica o se realiza una evaluación inicial. La percepción del estrés y los tipos de factores que provocan estrés, así como las distintas maneras de enfrentarlo, varían de una cultura a otra. Estos factores afectan la manera en la que la persona responde a las recomendaciones sobre los métodos de tratamiento que conviene elegir o evitar.

El nivel de simplicidad o sofisticación que use debe estar a tono con el de la persona; pero tampoco suponga que una persona educada será automáticamente capaz de comprender mejor su enfermedad que una persona menos educada. Por ejemplo, evite las preguntas de autodiagnóstico, como "¿Cree que tiene depresión posparto?" incluso cuando se trata de una paciente altamente educada. Puede haber una idea preconcebida inexacta de lo que significa ese término. Haga preguntas específicas acerca de su estado de ánimo y comportamiento, lo que le permitirá obtener la información deseada. Las preguntas se incluyen más adelante en este capítulo.

Qué decir y qué no decir

Diga:
- *Estos sentimientos son bastante comunes.*
- *Esto es tratable.*
- *Se vas a mejorar.*
- *Aquí tiene información que la ayudará.*

No diga:

- *Esto es normal.*

    La depresión y la ansiedad, si bien se presentan a menudo, no son normales.

- *Únase a un grupo para nuevas mamás.*

    Si una madre padece ansiedad o depresión clínica, esta sugerencia puede ser nociva, dependiendo en gran parte de la persona que lidera el grupo. Una madre deprimida ya se siente diferente e inadecuada en comparación con otras nuevas mamás. Asistir a un grupo "normal" para nuevas mamás puede hacer que la mujer se sienta más alienada.

    Si usted sabe que la líder del grupo es un persona sensible (por ejemplo, si la líder del grupo está leyendo este libro) y que en el grupo se habla sobre problemas de estado de ánimo, entonces no habría problema en que esta madre asistiera a las reuniones. Lo ideal sería que se uniera específicamente a un grupo creado para madres que padecen depresión y ansiedad posparto (ver la sección de Recursos). Muchas de nuestras pacientes participan de ambos tipos de grupos: uno para hablar sobre asuntos normales entre nuevas mamás y el otro para expresar abiertamente sentimientos más difíciles.

- *Tómese unas vacaciones.*

    Aunque un cambio de ambiente puede ser agradable, ¡la mamá deprimida llevará consigo el desequilibrio químico de su cerebro! De hecho, los niveles de ansiedad y depresión podrían aumentar debido a la inversión financiera y por sentirse decepcionada porque el viaje no la "curó".

- *Haga ejercicio.*
  La mayoría de las personas deprimidas se sienten agobiados. Algunas apenas tienen energía suficiente para lavar un biberón o darse una ducha, así que hacer ejercicio no es una opción. En la mayoría de los casos, el ejercicio por sí solo no curará la depresión. Cuando la persona sea capaz de salir a caminar un rato, aliéntela para que lo haga. Pero hasta ese momento, recomendar actividad física puede ser una receta para el fracaso.
- *Haga algo bonito para usted.*
  Eso siempre es bueno; pero, una vez más, no será suficiente para regular la química cerebral. Esta sugerencia debe usarse sólo como parte de un plan de tratamiento mucho más abarcador. No debe sugerirse como una solución rápida.
- *Duerma cuando el bebé esté durmiendo.*
  Incluso a una persona que no está deprimida le puede costar dormir cuando el bebé duerme durante el día. En el caso de personas que tienen niveles altos de ansiedad, es prácticamente imposible. Lo más importante es dormir de noche cuando el bebé duerme.

Evaluación

Recomendamos el uso de encuestas de evaluación estandarizadas diseñadas específicamente y validadas para uso perinatal, como la Escala de Depresión Postnatal de Edimburgo (EPDS, por sus siglas en inglés) (Cox, 2014). La EPDS ha sido traducida a más de 70 idiomas y se utiliza en todo el mundo. También se usan encuestas de evaluación de depresión más generales, como el Cuestionario sobre la Salud del Paciente (PHQ-9, por sus siglas en inglés), que ha sido validado para uso perinatal (Sidebottom, 2012). El uso del cuestionario PHQ-9 está aumentando y muchos proveedores de atención médica están familiarizados con él. A continuación detallamos algunas preguntas de evaluación que usted puede usar inmediatamente. Empleamos el término *psicoterapeuta perinatal* para referirnos a un psicoterapeuta que tiene capacitación avanzada en el campo de los trastornos del ánimo y de ansiedad perinatales y se especializa en ellos.

Evaluación prenatal

Existen varios inventarios de evaluación prenatal. Incluimos un listado en la sección de Recursos. Si el tiempo es limitado para usar cuestionarios de evaluación, entonces se deben hacer las preguntas incluidas en el cuestionario de evaluación del riesgo previo al embarazo y durante el embarazo. Como mínimo, se deben hacer las preguntas asociadas con la medida más alta de riesgo. Estas están marcadas con un asterisco (*). Se trata de preguntas relativas a los antecedentes personales y familiares de enfermedades mentales, trastornos del ánimo y de ansiedad perinatales pasados y fluctuaciones grandes del estado de ánimo durante el período premenstrual.

La evaluación prenatal con la EPDS o el cuestionario PHQ-9 ha identificado con éxito a madres y padres que padecen síntomas de depresión y ansiedad prenatal. Estos síntomas requieren tratamiento y aumentan el riesgo de que la persona padezca un trastorno del ánimo o de ansiedad posparto.

Evaluación del riesgo previo al embarazo y durante el embarazo

Señales de advertencia
- Falta a citas
- Se preocupa excesivamente (por su propia salud o la del feto)
- Apariencia de más cansancio de lo habitual

- Llora.
- Adelgaza o engorda mucho
- Tiene molestias físicas sin causa aparente
- Tiene recuerdos, temores o pesadillas acerca de traumas anteriores
- Preocupación por no ser una buena madre o un buen padre

Preguntas

Nota: Aunque sus pacientes hayan padecido antes estos trastornos, es posible que no lo sepan y que no hayan recibido un diagnóstico formal. Es posible que, para realizar una evaluación adecuada, usted tenga que preguntarles acerca de su experiencia con los síntomas de los trastornos en lugar de usar términos de diagnóstico.

Si la respuesta es "sí" a alguna de las preguntas siguientes, existe un mayor riesgo de padecer un trastorno del ánimo o de ansiedad perinatal.

**¿Alguna vez tuvo episodios de depresión o tristeza, preocupación extrema, pensamientos o comportamientos repetitivos preocupantes, fluctuaciones extremas en el estado de ánimo, pérdida de contacto con la realidad o trastornos alimenticios?*

Las personas que tienen antecedentes personales de trastornos del ánimo o de ansiedad necesitan recibir educación acerca del alto riesgo de padecer trastornos perinatales. Se las debe derivar a un psicoterapeuta perinatal que las ayude a crear un plan de acción para minimizar el riesgo. Las personas con antecedentes de trastorno bipolar (muchas veces no diagnosticado) o psicosis también deben ser derivadas a un psiquiatra para que se evalúe la posibilidad de usar medicación y para estar bajo observación durante el embarazo y el período posparto.

¿Está tomando alguna medicación (ya sea de venta bajo receta o de venta libre), vitaminas o hierbas en forma habitual? ¿Consume cannabis (marihuana) o alguna droga?

Las personas que se automedican por insomnio, ansiedad, tristeza u otros síntomas que pudieran ser señal de un trastorno del ánimo también deben ser evaluadas por un psicoterapeuta perinatal. Algunas utilizan cafeína, cigarrillos, marihuana, hierbas, alcohol y drogas para aliviar el dolor emocional.

¿Alguna vez padeció algún trastorno del ánimo o de ansiedad durante el embarazo o el período posparto?

Las personas que responden que sí a esta pregunta tienen un riesgo muy alto de padecer otro trastorno del ánimo o de ansiedad perinatal. Deben ser derivadas a un psicoterapeuta perinatal que las ayude a crear un plan de acción preventivo o que al menos minimice el riesgo de que el trastorno anterior se repita.

¿Alguna vez ha tomado alguna medicación para la depresión, la ansiedad o problemas de estado de ánimo?

Si la respuesta es sí, infórmele acerca del riesgo de padecer un trastorno del ánimo o de ansiedad perinatal. Observe a estas personas cuidadosamente durante el embarazo y el posparto. Si en la actualidad presentan síntomas, es recomendable derivarlas para una consulta con un psiquiatra perinatal.

¿Alguna vez padeció cambios graves de estado de ánimo premenstruales (síndrome premenstrual o trastorno disfórico premenstrual)?

Las mujeres que padecen cambios de estado de ánimo negativos a causa de cambios hormonales tienen un riesgo alto durante el embarazo y el posparto, ya que durante estos períodos se producen grandes cambios hormonales. Enséñeles acerca del riesgo que padecen y haga un seguimiento cuidadoso durante el embarazo y el posparto.

¿Tiene antecedentes familiares de enfermedades mentales (diagnosticadas o no), hospitalizaciones psiquiátricas o intentos de suicidio?

Si la respuesta es sí, enséñeles acerca del riesgo que padecen y haga un seguimiento durante el embarazo y el posparto.

Evaluación posparto

Están disponibles varios inventarios de evaluación validados para la depresión posparto. La mayoría pueden completarse fácilmente en una sala de espera ya sea electrónicamente o en persona. También se pueden completar por teléfono, en una aplicación o en línea. La Escala de Detección de la Depresión Postnatal de Edimburgo (EPDS) y el PHQ-9 están disponibles sin cargo en línea.

La EPDS fue desarrollada en 1987 en Gran Bretaña por el Dr. John Cox, et al. Es una herramienta autoadministrada de diez preguntas. Ha sido traducida a muchos idiomas y se utiliza en todo el mundo. También ha resultado eficaz en adolescentes y en papás. Puede obtenerse en línea en muchos sitios. También existe una versión abreviada de tres preguntas.

En 2002, la Dra. Cheryl Beck desarrolló la Escala de Evaluación de Depresión Posparto (PDSS, por sus siglas en inglés). Se ha determinado que esta escala permite diagnosticar con precisión la depresión y la ansiedad posparto. La escala PDSS puede usarse en formato corto o largo. Cuando se usa el formato largo, el puntaje total puede dividirse en siete escalas de contenido de síntomas. Un puntaje elevado en un área de síntomas en particular indica un nivel de estrés mayor que el promedio. Las escalas de síntomas son

- Alteraciones del sueño y la alimentación
- Ansiedad/Inseguridad
- Labilidad emocional (cambios de humor)

- Confusión mental
- Pérdida de sí mismo, culpa/vergüenza
- Pensamientos suicidas

Es más probable que la escala PDSS identifique a mujeres con síntomas de alteraciones del sueño, confusión mental y ansiedad.

El PHQ-9, si bien fue originalmente diseñado como herramienta de evaluación de depresión en el contexto de consultorios de medicina general, en la actualidad se usa ampliamente en ámbitos perinatales y pediátricos. Ha sido validado para su uso en la depresión materna y paterna y está disponible en más de 30 idiomas.

Los puntajes de corte para la evaluación pueden variar según la cultura de las personas evaluadas. Es menos probable que grupos de ciertas culturas admitan sentimientos potencialmente negativos o angustia.

Evaluación del riesgo posparto

Con pacientes posparto que no tuvieron un diagnóstico prenatal, haga las primeras seis preguntas del Cuestionario de evaluación del riesgo previo al embarazo y durante el embarazo (las preguntas marcadas con *), así como las del Cuestionario de evaluación del riesgo posparto.

Señales de advertencia
- Falta a citas
- Se preocupa excesivamente (a menudo acerca de su salud o la salud del bebé)
- Apariencia de más cansancio de lo habitual
- Necesita que una persona de apoyo le acompañe a sus citas
- Adelgaza o engorda mucho

- Tiene molestias físicas sin causa aparente
- Produce poca leche o tiene problemas para amamantar (podría indicar problemas de tiroides o un trastorno del ánimo o de ansiedad perinatal)
- Evade las preguntas acerca de su propio bienestar
- Llora.
- No quiere sostener al bebé o se siente una incomodidad inusual al atender o responder al bebé
- No quiere que otras personas cuiden al bebé
- Se preocupa excesivamente acerca del bebé (por ejemplo, si come lo suficiente, si se desarrolla bien, si aumenta bien de peso)
- Actúa en forma rígida u obsesiva (por ejemplo, con respecto a los horarios de comer y dormir del bebé)
- Se preocupa excesivamente por la apariencia.
- Dice que el bebé no la quiere o que no es una buena madre.
- Dice que su pareja no la apoya.

Señales de advertencia en el bebé

- Adelgaza o engorda demasiado.
- Presenta un retraso en el desarrollo cognitivo o lingüístico.
- Responde menos a las interacciones.

Preguntas

- *¿Cómo está?*

  Establezca contacto visual y manténgalo cuando haga esta pregunta.

- *¿Cómo se siente acerca de ser madre o padre?*

  Las personas que sienten que no están haciendo un buen trabajo o a las que no les gusta demasiado la tarea de la crianza pueden estar deprimidas.

- *¿Tiene alguna preocupación en particular?*

- *¿Cómo duerme durante la noche (calidad y cantidad)?*
  Se necesitan seis horas de sueño ininterrumpido por noche para pensar claro y poder desenvolverse.
- *¿Puede dormirse y mantener el sueño durante la noche cuando los demás están durmiendo?*
  Los problemas del sueño son comunes en todos los trastornos del ánimo y de ansiedad. Sentirse demasiado enérgico y con menos necesidad aparente de dormir puede indicar un trastorno bipolar.
- *¿Cómo duerme el bebé?*
  Existe una relación entre un bebé que duerme mal y la depresión y ansiedad.
- *¿Quién se levanta a la noche cuando se despierta el bebé?*
- *¿Quién duerme con usted?* ¿Hay otras cosas que interrumpen el sueño, como ronquidos o mascotas?
- *¿Ha tenido últimamente pensamientos inusuales o que le den miedo?*
  Si la respuesta es sí, derive a su paciente a un psicoterapeuta o psiquiatra perinatal para una evaluación inmediata. Algunos pensamientos pueden ser normales; sin embargo, muchos otros pueden indicar trastorno obsesivo-compulsivo (menos urgente) o psicosis (emergencia).
- *¿Recibe usted ayuda física y apoyo emocional adecuados?*
  Tener un buen sistema de apoyo integrado por familiares y amigos puede marcar una gran diferencia.
- *En general, ¿se siente como siempre?*
  Los padres con trastornos del ánimo y de ansiedad perinatales suelen decir que no se sienten como siempre.
- *¿Su apetito es normal?*

Un cambio significativo en el apetito es una señal de advertencia. Observe si ha bajado o subido de peso rápidamente.

- *¿Qué come y qué bebe, y con qué frecuencia?*
  Vea la sección sobre Alimentación en el Capítulo 3.
- *Si está amamantando o usando un sacaleches, ¿cómo le va con eso?*
  La producción limitada de leche puede ser una señal de insuficiencia tiroidea o puede deberse a ansiedad.
- *Si usa fórmula, ¿cómo hizo el destete y cuánto tardó en hacerlo?*
  El destete abrupto puede desencadenar un trastorno del ánimo o de ansiedad posparto.
- *¿Cuándo menstruó por última vez?*
  La primera menstruación después del parto puede ser un factor desencadenante.
- *¿Está tomando alguna medicación o hierbas?*
  Las personas que se automedican por insomnio, ansiedad, tristeza, fatiga u otros síntomas que pudieran ser señal de un trastorno del ánimo o ansiedad deben ser evaluadas por un psicoterapeuta perinatal.
- *¿Siente que tiene más fluctuaciones en el estado de ánimo que lo habitual (siente ganas de llorar, se enoja fácilmente o se preocupa mucho)?*
  Esto es común en los trastornos del ánimo. Consulte el Capítulo 2 para obtener una lista más completa de síntomas.
- *¿Han tenido usted o su bebé problemas de salud?*
  Estos factores aumentan el riesgo de padecer trastornos del ánimo y de ansiedad.
- *¿Cómo son sus sentimientos hacia el bebé?*
  No sentir cercanía o conexión o sentir enojo son ejemplos de sentimientos que pueden indicar depresión posparto.

La incomodidad frente al bebé puede indicar ansiedad o trastorno obsesivo-compulsivo. La paranoia, las ideas delirantes o las alucinaciones probablemente indiquen psicosis, que es una urgencia psiquiátrica.

Psicoterapeutas, psicólogos y trabajadores sociales

Como proveedor de servicios de salud mental, usted puede haber atendido a la mujer o la pareja antes de un embarazo. Usted desempeña un papel clave en la planificación previa a la concepción y en la creación de una red de seguridad perinatal, de la cual usted es parte. Es muy importante que usted esté familiarizado con los factores de riesgo y con la información más actualizada sobre cómo reducir los factores de riesgo. Debe estar familiarizado con las investigaciones acerca de psicoterapia, recaídas y las recomendaciones actuales sobre el uso de medicación . Puede ayudar a evaluar y seguir los síntomas, y puede trabajar con los demás proveedores de atención médica involucrados. Tenga a mano la información de la sección de Recursos para compartirla con los nuevos padres y sus proveedores de atención médica.

Médicos de cabecera

Como médico de cabecera, usted conoce la historia clínica mental y física de su paciente. Usted conoce sus antecedentes de salud mental y física. Esto lo coloca en una posición de ventaja para evaluar el riesgo previo al embarazo y para suministrar el asesoramiento apropiado. Su consultorio es un refugio si surge algún trastorno del ánimo durante el embarazo o durante el período posparto. Tenga a mano la información de la sección de Recursos, así como los nombres de profesionales locales capacitados para el tratamiento de los trastornos del ánimo y de ansiedad perinatales.

Se debe recomendar a las mujeres que están tomando medicamentos psicotrópicos y que están embarazadas o planean quedar embarazadas que consulten a un psiquiatra o a otro profesional autorizado para recetar medicamentos que se especialice en trastornos perinatales. Las recomendaciones pueden variar dependiendo de la historia clínica de cada paciente. Las personas que están medicadas por trastorno bipolar o psicosis deben ser derivadas a un psiquiatra perinatal para establecer un plan de medicación. Es necesario un control cuidadoso durante el embarazo y el posparto para reducir el riesgo de enfermedad. Si un especialista perinatal no está disponible, usted, como profesional autorizado para recetar medicamentos, puede consultar a un especialista de los que figuran en nuestra sección de Recursos bajo Postpartum Support International.

Pediatras y neonatólogos

Los padres recurren a usted para pedir consejos sobre el bienestar de los niños en todas las áreas. Sus palabras son poderosas. Si bien el centro de atención de la visita pediátrica es el bebé, está bien documentado que la salud mental de los padres tiene un tremendo impacto en el desarrollo de los niños.

Se ha demostrado que las madres con depresión o ansiedad amamantan o usan sacaleches menos tiempo (Pope, 2016). Las madres que toman medicación alimentan a sus bebés con leche materna más tiempo que las madres que no reciben tratamiento (Grzeskowiak, 2014). Apoye a la mamá si desea amamantar a su bebé o darle leche materna en biberón mientras esté tomando un antidepresivo.

Los padres cuyos bebés están en cuidados intensivos tienen un riesgo más alto de padecer depresión y ansiedad. Necesitan apoyo y evaluación adicionales. Tenga a mano la información de la sección de Recursos, así como los nombres de profesionales locales capacitados para el tratamiento de los trastornos del ánimo y de ansiedad perinatales.

Los padres deben ser evaluados a lo largo del primer año en las visitas de rutina del bebé. Le recomendamos usar una herramienta de evaluación posparto estandarizada.

Las personas que ya se encuentran medicadas o las que, de acuerdo con su evaluación inicial necesitan una evaluación para determinar si necesitan medicación deben ser derivadas a un profesional autorizado para recetar medicamentos que se especialice en trastornos del ánimo y de ansiedad perinatales.

Obstetras/ginecólogos, parteras y otros proveedores de salud de la mujer

Su consultorio es una fuente de apoyo y consejos durante el embarazo. Esta relación íntima hace más probable que la mujer recurra a usted si está angustiada. Sin embargo, muchas mujeres no tomarán la iniciativa de hablar acerca de sentimientos negativos o preocupaciones a menos que se les pregunte específicamente. Las personas con una pérdida neonatal pasada o presente necesitan seguimiento y apoyo adicional. Tenga a mano la información de la sección de Recursos, así como los nombres de profesionales locales capacitados para el tratamiento de los trastornos del ánimo y de ansiedad perinatales. Realice un seguimiento en forma habitual.

Se debe recomendar a las mujeres que están tomando medicamentos psicotrópicos y que están embarazadas o planean quedar embarazadas que consulten a un profesional perinatal autorizado para recetar medicamentos a fin de crear un plan para la medicación.

Le recomendamos usar una herramienta de evaluación posparto estandarizada. Se debe evaluar a las personas en forma periódica durante el primer año. Si su última consulta es antes de que se complete el año posparto, asegúrese de que haya disponible información sobre a quién puede recurrir más adelante si lo necesita.

Las personas que ya se encuentran medicadas o las que, de acuerdo con su evaluación inicial necesitan una evaluación médica para determinar si necesitan medicación deben ser derivadas a un profesional autorizado para recetar medicamentos que se especialice en trastornos del ánimo y de ansiedad perinatales.

Psiquiatras y otros profesionales autorizados para recetar medicamentos psiquiátricos

Ustedes son los profesionales que trabajan más de cerca con medicamentos psicotrópicos; por eso, otros profesionales les derivarán muchas pacientes perinatales que requieren evaluación y tratamiento por trastornos del ánimo y de ansiedad perinatales. En consecuencia, ustedes desempeñan un papel central en el equipo de tratamiento.

Los resultados y las recomendaciones con relación al uso de medicamentos durante el embarazo y la lactancia cambian constantemente. Se han producido algunos descubrimientos recientes de importancia en el área del uso de medicación para el control de trastornos del ánimo y de ansiedad perinatales. Si usted sólo se dedica a controlar la medicación de la paciente, es importante que la ponga en contacto con un psicoterapeuta especializado en trastornos del ánimo y de ansiedad perinatales. Es esencial tener una lista de recursos y profesionales locales.

Doulas

Los estudios han demostrado que tener una doula ayuda significativamente a reducir la aparición de depresión y ansiedad posparto (Falconi, 2022). Como doula, usted está en la situación ideal para evaluar el riesgo prenatal y observar las primeras señales de problemas emocionales. Si, por ejemplo, al utilizar el Cuestionario de evaluación del riesgo previo al embarazo y durante el embarazo, usted descubre que la mujer tuvo una experiencia anterior de parto traumático, pérdida neonatal o abuso sexual, es posible que la mujer tenga recuerdos repentinos de esta experiencia. Tenga a mano la información de la sección de Recursos, así como los nombres de profesionales locales capacitados para el tratamiento de los trastornos del ánimo y de ansiedad perinatales.

Se debe recomendar a las mujeres que están tomando medicamentos psicotrópicos y que están embarazadas o planean quedar embarazadas que consulten a un profesional autorizado para recetar medicamentos que se especialice en trastornos del ánimo y de ansiedad perinatales. Las recomendaciones pueden variar dependiendo de la historia clínica de cada mujer. Las mujeres que están medicadas por trastorno bipolar o psicosis deben ser derivadas a un profesional autorizado para recetar medicamentos que esté especializado en trastornos del ánimo y de ansiedad perinatales para establecer un plan de medicación. Estas mujeres necesitan un control cuidadoso durante el embarazo y el posparto porque el riesgo de recaída es alto, incluso si se toman medicamentos.

Pregunte a la mujer si tiene alguna preocupación particular sobre el parto o el posparto. Es posible que comparta con usted información que puede darle pistas acerca de su salud mental. Explíquele que usted prestará atención a las distintas emociones que pueden presentarse durante el parto y el posparto.

Utilice la Evaluación del riesgo previo al embarazo y durante el embarazo con *todas* sus pacientes. Si continúa asistiendo a sus pacientes después del parto, use la Evaluación del riesgo posparto. Recuerde que esta información puede obtenerse informalmente, a través de una charla. Familiarícese con las preguntas y con la información necesaria para realizar la evaluación.

Doulas posparto, enfermeras visitantes y visitadoras a domicilio

Usted tiene la oportunidad de observar el hogar y el entorno social de la familia, lo cual puede darle información vital acerca del bienestar de la madre y su familia. Por ejemplo, si observa poco apoyo de la pareja o señales de un conflicto conyugal, la mujer corre un riesgo mayor de padecer un trastorno del ánimo o de ansiedad perinatal. Si la casa está muy limpia y ordenada, pregunte quién hace los quehaceres domésticos. No es normal, por ejemplo, que la mujer limpie en forma compulsiva o se levante de noche para pasar la aspiradora.

Ayude a crear un ambiente que fomente la recuperación: abra las cortinas para que entre luz, verifique que haya comida saludable en la casa y elimine los ruidos no necesarios para que la casa sea un lugar de calma y relajación.

Si está atendiendo a una persona por primera vez en el período posparto y no ha tenido la oportunidad de hacer una evaluación prenatal, le recomendamos que utilice una evaluación posparto estandarizada como la EPDS o el PHQ-9. Se debe evaluar a las personas en forma periódica durante el primer año.

Las personas que ya se encuentran medicadas o las que, de acuerdo con su evaluación inicial necesitan una evaluación médica para determinar si necesitan medicación deben ser derivadas a un profesional autorizado para recetar medicamentos que se especialice en trastornos del ánimo y de ansiedad perinatales. Tenga a mano la información de la sección de Recursos, así como los nombres de profesionales locales capacitados para el tratamiento de los trastornos del ánimo y de ansiedad perinatales.

Asesoras de lactancia

A primera vista, el papel de una asesora de lactancia podría parecer unidimensional y estar relacionado sólo con la técnica del amamantamiento. Sin embargo, como ya sabemos, usted también está suministrando muchísimo apoyo emocional. Es posible que usted sea la primera profesional en ver a la madre y al bebé durante las primeras semanas del posparto.

Su relación íntima con la madre durante este período de gran vulnerabilidad le permite observar y detectar posibles problemas emocionales. Después del parto, las mamás suelen prestarle mucha atención a sus consejos y suelen confiar en usted. Es importante que usted ayude a cada mujer a decidir qué es lo mejor para ella.

Si la salud física y emocional de la mujer empeora, esto no es bueno para el bebé. Usted tiene una gran influencia sobre la decisión de las madres de dedicar tiempo a ellas mismas (por ejemplo, decidir que van a dormir seis horas ininterrumpidas a la noche, al menos algunas noches por semana). Una persona de apoyo tendrá que alimentar al bebé durante esa parte de la noche. Las mujeres que sufren depresión y ansiedad dejan de amamantar antes. Cuando mejora su salud mental, a menudo amamantan más tiempo.

Dejar de amamantar en forma abrupta puede desencadenar un trastorno del ánimo o de ansiedad, especialmente en mujeres predispuestas a dichos trastornos. Si la mujer ya padece un trastorno, el destete abrupto podría empeorar los síntomas. Además, si una mujer está deprimida, puede sentirse muy culpable si en algún momento decide interrumpir la lactancia. Lo que usted diga o haga en ese momento puede determinar cómo se siente la mujer.

Muchos profesionales no están informados acerca de las investigaciones recientes con respecto a la lactancia y los medicamentos psicotrópicos. Es importante que usted esté informada para poder apoyar a las mujeres que deban comenzar a tomar o deban seguir tomando medicación. Existen sitios web y aplicaciones con esta información. Tenga disponible información de la sección de Recursos así como información sobre especialistas locales capacitados en trastornos del ánimo y de ansiedad perinatales, incluyendo un profesional que tenga experiencia en recetar medicamentos durante la lactancia.

Le recomendamos evalúe a todas las madres y los padres usando una herramienta de evaluación estandarizada, como la EPDS o el PHQ-9, pero las preguntas informales de evaluación en este libro también pueden funcionar a la perfección.

Instructores de clases de parto

Muchas veces escuchamos que la gente se lamenta diciendo: "¿Por qué nadie nos advirtió en las clases de parto acerca de los trastornos del ánimo y de ansiedad durante el embarazo y después del embarazo?" Aunque usted debe concentrarse en el trabajo preparto y en el parto, también tiene la responsabilidad y la oportunidad de educar a las parejas acerca de los trastornos del ánimo y de ansiedad perinatales. Éste puede ser un tema difícil de tratar porque ninguna mujer quiere imaginar que eso le pueda pasar a ella, lo que hace que sea aún más importante que usted inicie esta conversación.

Si usted conoce algún profesional especializado en este campo, invítelo a dar una charla en su clase. También puede presentar el tema informalmente, de la misma manera en la que comenzaría a hablar sobre cualquier otra experiencia común durante el embarazo o el posparto. Puede mostrar el video de 13 minutos de Postpartum Support International, *Madre Saludable, Familia Feliz* (postpartum.net).

Usted puede suponer que algunas personas que participan de su clase ya están sufriendo y corren el riesgo de padecer un trastorno del ánimo o de ansiedad perinatal. Los participantes de su clase no siempre tomarán la iniciativa de hablar del tema. Por eso es importante que lo haga usted. Dar información no implica ningún riesgo; pero no hacerlo implica un gran peligro. Es posible que la pareja preste atención a esta información aunque la futura mamá no lo haga. A menudo es el cónyuge el que reconoce los síntomas y se da cuenta de que él o su esposa puede necesitar ayuda.

Comparta la información de la sección de Recursos, así como el nombre y número de teléfono de un profesional capacitado en trastornos del ánimo y de ansiedad perinatales.

Si realiza una reunión posparto con los participantes de su clase, pregunte sobre sus sentimientos con respecto a los desafíos y las alegrías de ser padres. Asegúrese de llamar a los participantes con los que no se haya puesto en contacto desde las clases. Es posible que estén atravesando dificultades y hayan querido evitar una situación incómoda.

Líderes de grupos para padres

Si su grupo está integrado por diez mujeres, recuerde que, estadísticamente, al menos una podría padecer un trastorno del ánimo o de ansiedad perinatal. Es poco probable que esta mujer se anime a hablar de cómo se siente, porque probablemente sienta culpa y vergüenza. Esta mujer necesita que alguien plantee el tema y le dé permiso para expresar lo que realmente siente. Si la pareja está presente, pregúntele también cómo está. Los papás/las parejas pueden tener un trastorno del ánimo o de ansiedad preexistente. El estrés de un embarazo también puede empeorar los síntomas. Por eso, los papás y las parejas también necesitan y merecen apoyo.

Aliente la conversación acerca de los sentimientos normales que acompañan el proceso de acostumbrarse a ser padres y acerca de la relación con uno mismo, con la pareja, con el bebé, con los amigos y con la familia. No será muy difícil incorporar algunos datos acerca de cambios en el estado de ánimo y comportamientos que van más allá del proceso de adaptación normal.

Con cada nuevo grupo, asegúrese de que el tema se trate sin juzgar a nadie. Si lo prefiere, puede invitar a un profesional con experiencia para llevar adelante una charla. Además, use la información de la sección de Recursos y ponga a disposición del grupo los nombres y números de teléfono de profesionales locales con capacitación en trastornos del ánimo y de ansiedad perinatales. Puede mostrar el video de 13 minutos de Postpartum Support International, *Madre Saludable, Familia Feliz*.

Otros profesionales

Existen muchos otros profesionales muy importantes en la vida de las mujeres embarazadas y las personas que atraviesan el período posparto. Los quinesiólogos y los instructores de gimnasia prenatal y posparto, por ejemplo, deben mencionar la posibilidad de que la mujer padezca trastornos del ánimo y de ansiedad, ya que es posible que estos profesionales estén trabajando en forma cotidiana con mujeres que sufren estos trastornos. Recuerde tener disponible la información de la sección de Recursos para brindar apoyo a las personas con las que trabaja, ya sea durante el embarazo o durante el período posparto.

Siete

Tratamiento

¿Por qué es necesario el tratamiento?

La ciencia evoluciona y cambia nuestras creencias y puntos de vista. Antes creíamos que los bebés debían dormir boca abajo. Ahora sabemos que poner a los bebés a dormir boca arriba reduce el riesgo de síndrome de muerte súbita del lactante (SIDS, por sus siglas en inglés). También hemos aprendido cosas nuevas gracias a las investigaciones sobre trastornos del ánimo y de ansiedad perinatales. En el pasado, se pensaba que estas enfermedades no existían; o si existían, las mujeres no requerían tratamiento. Se pensaba que las mujeres debían simplemente atravesar el mal rato y esperar a recuperarse por sí solas. Ahora sabemos lo errónea y dañina que era esa forma de pensar. Una enfermedad no tratada durante el embarazo probablemente provocará una enfermedad después del parto y afectará negativamente a todas las personas involucradas. Los trastornos del ánimo y de ansiedad no tratados pueden desaparecer (o no) después de un tiempo, y aumentan la probabilidad de que se produzca otro episodio más adelante en la vida. La mayoría de las personas, si reciben un diagnóstico de diabetes o cáncer, buscarían recibir tratamiento inmediatamente. Las enfermedades perinatales no son diferentes: requieren atención y tratamiento.

Los trastornos del ánimo y de ansiedad *no tratados* durante el embarazo están asociados con (Meltzer-Brody, 2014; Rada, 2021):

- Automedicación con medicamentos de venta libre potencialmente peligrosos; uso de tabaco, alcohol, marihuana y otras drogas
- Mala nutrición y falta de cuidado personal

- Cambios en el apetito y aumento o pérdida de peso anormal
- Pobre crecimiento fetal y bajo peso al nacer
- Nacimiento prematuro (menos de 37 semanas)
- Bebés que lloran más y son más difíciles de tranquilizar y calmar
- Problemas de conducta en niños en edad preescolar
- Retrasos en el desarrollo de los niños pequeños
- Comportamiento antisocial, agresivo y violento en los adolescentes

Los trastornos del ánimo y de ansiedad *no tratados* durante el período posparto están asociados con:

- Bebés cuyas ondas cerebrales muestran depresión
- Dificultad para establecer un vínculo con el bebé
- Amamantar durante menos tiempo
- Bebés que lloran más
- Niños con pobre desarrollo cognitivo y del lenguaje y peor preparados para la escuela
- Mayor probabilidad de no usar asientos para bebés en los automóviles y mayor severidad en la disciplina.
- Menor probabilidad de comenzar a alimentar al bebé con leche materna y menor probabilidad de continuar haciéndolo
- Niños 50 % más propensos a sufrir ansiedad o depresión cuando se convierten en adolescentes

Cuando los papás tienen depresión

Según un estudio realizado por Ramchandani en 2008, se detectaron problemas en niños y niñas a los 3 años y medio, más en los niños que en las niñas. A los 4 años, los niños cuyos papás sufrían de depresión grave tenían una probabilidad más alta de haber recibido tratamiento profesional por problemas del habla o del lenguaje y problemas de conducta. Existe una relación significativa entre la depresión en los papás y los trastornos psiquiátricos en los niños siete años más tarde, en particular problemas de conducta disruptiva en los varones.

Se ha demostrado también que tratar la depresión o la ansiedad en los padres no siempre es suficiente para reparar el vínculo y la relación entre madre y bebé o madre e hijo. Se debe prestar atención especial a estas relaciones durante el proceso de recuperación. Se ha demostrado que las actividades que implican contacto físico, como el masaje infantil, pueden ser útiles. Los profesionales que trabajan en este campo incluyen psicólogos especializados en el desarrollo y especialistas en salud mental infantil.

Los trastorno no tratados afectan a toda la familia. ¡Usted necesita y se merece estar bien!

Investigación

Las investigaciones no siempre cuentan toda la historia. Existen muchos desafíos cuando se trata de entender los resultados de investigaciones. Estas son algunas preguntas que puede hacerse:

¿Dónde obtuvo la información?

Internet a menudo no es una fuente confiable. Los foros y blogs frecuentemente interpretan de manera incorrecta los estudios científicos (recomendamos los que se enumeran en la sección de Recursos). A menudo contienen historias personales de individuos. Incluso las fuentes de noticias más respetadas suelen distorsionar las conclusiones científicas para crear encabezados que llaman la atención.

¿Cuántas personas participaron del estudio?

Cuanto menor es la población estudiada, menos significativo es el resultado. Los estudios de mayor valor son aquellos que tienen miles de participantes, o los que repiten los resultados de un estudio más pequeño.

¿Qué se midió o estudió? ¿Cómo se midió?

Por ejemplo, hay muchos estudios sobre los efectos de la medicación sobre el feto. Algunos estudios basan los resultados en la cantidad de medicamentos recetados y luego observan a los bebés. ¿Cuál es el problema? Contar con una receta médica, e incluso haber comprado el medicamento, no significa que la mujer lo haya tomado. Incluso si tomó el medicamento, puede haber tomado una dosis distinta de la recetada o la necesaria para tratar la depresión o ansiedad.

Muchos estudios que analizaron el impacto de los medicamentos en el feto no tomaron en cuenta otros factores importantes que pueden afectar los resultados, como el uso de cigarrillos, drogas o alcohol, la mala alimentación, o los efectos de la depresión o la ansiedad si la mujer tomó una dosis insuficiente del medicamento. También es importante tomar en consideración el riesgo genético cuando se estudia, por ejemplo, el autismo.

Nuestro objetivo es explicar y resumir los estudios más confiables para ayudarle a tomar las mejores decisiones para usted y su familia.

Prevención

El objetivo principal es, por supuesto, la prevención de los trastorno del ánimo y de ansiedad perinatales. Las investigaciones están comenzando a evaluar métodos preventivos, principalmente terapia y programas educativos (O'Connor, 2019). En el caso de mujeres con mayor riesgo de padecer un trastorno del ánimo o de ansiedad perinatal, las intervenciones han reducido exitosamente la probabilidad o la gravedad de la enfermedad. Las mujeres estudiadas han tenido antecedentes de depresión, abuso, embarazo no planificado, eventos estresantes de la vida, violencia de pareja y complicaciones durante el embarazo. A continuación se ofrece parte de la mejor información actualmente disponible.

En un estudio canadiense de hace varios años, se ofreció a mujeres con alto riesgo de depresión posparto una estadía más larga en el hospital (hasta 5 días) en una habitación privada. De noche, los bebés dormían en la sala de recién nacidos para que las mamás pudieran dormir sin interrupciones. Además, las mamas se reunieron con un integrante del personal de la Women's Health Concerns Clinic (Clínica de inquietudes de salud de las mujeres) de Canadá durante la estadía. Este estudio destacó la importancia del sueño ininterrumpido y el apoyo, ya que estas mujeres tuvieron una incidencia más baja de depresión posparto y la depresión fue menos grave entre las mujeres que sí la padecieron (Ross, 2005).

Existen también algunos estudios que demuestran que la psicoterapia, ya sea en línea, en persona o en grupos, puede ser eficaz como método para prevenir la depresión y la ansiedad. La participación en grupos de psicoterapia interpersonal, de terapia conductual cognitiva y grupos psicoeducativos durante el embarazo puede reducir la aparición de depresión y ansiedad posparto (Werner, 2015; Wagas, 2022; Zimmermann, 2023). Un programa en línea para la prevención de la depresión posparto ofrecido en inglés y en español también resultó efectivo (Barrera, 2015). Los servicios prenatales en línea que incluyen psicoterapia, recursos y psicoeducación resultaron útiles para reducir los trastornos del ánimo y de ansiedad perinatales (Rubin-Miller, 2023), incluso en personas jóvenes (Ronan, 2024).

Las intervenciones basadas en la conciencia plena (*mindfulness*), incluidas las realizadas mediante plataformas móviles, son útiles para la depresión y la ansiedad perinatales (Leng, 2023).

Un estudio en mujeres chinas arrojó que las que tomaron suplementos de ácido fólico durante al menos 6 meses del embarazo tuvieron tasas más bajas de depresión posparto (Yan, 2017). En un estudio pequeño realizado en los Estados Unidos, se demostró que un suplemento que contenía L-metilfolato y ácido fólico prevenía y trataba la depresión en mujeres que planeaban concebir o que ya estaban embarazadas. EnbraceHR es una vitamina prenatal recetada para todas las mujeres, incluso aquellas con MTHFR (un gen que dificulta la metabolización del ácido fólico o el folato) (Freeman, 2019).

Un apasionante estudio publicado en 2023 (Guintivano) examinó muestras genéticas de todo el mundo. Descubrieron que el trastorno depresivo mayor y la depresión posparto pueden tener marcadores genéticos específicos. Es decir que, genéticamente, algunas personas pueden tener un riesgo mayor debido a la herencia. Un pequeño estudio realizado en China (Sheng, 2023) en mujeres que habían tenido cesáreas descubrió que los biomarcadores en el líquido cefalorraquídeo pueden predecir la depresión posparto. En el futuro, estos hallazgos podrían orientar la evaluación del riesgo y el tratamiento.

Nuevas investigaciones están empezando a estudiar cómo los microorganismos del sistema gastrointestinal de una persona incluidas muchas bacterias, hongos, virus y otros organismos, pueden contribuir a los trastornos del ánimo perinatales. Estas investigaciones pueden conducir tanto a la prevención como al tratamiento (Zhang, 2023).

Todos los nuevos padres y madres deben tener un plan de bienestar, ya que todos necesitan cuidado y apoyo. Esto no es un lujo, ¡es una necesidad! Cualquier persona con un riesgo alto debería consultar antes del embarazo a un psicoterapeuta con experiencia en trastornos perinatales para crear un plan de bienestar prenatal y posparto. Este plan puede incluir citas de seguimiento con otros profesionales, organización del sueño, preparación de comidas y descansos sin el bebé durante la semana. Si se presenta un trastorno perinatal, habrá un plan de bienestar establecido para apoyar a la madre y facilitar la recuperación.

La información y la educación son componentes esenciales del tratamiento. A veces es todo lo que se necesita para recuperarse. Es terapéutico saber que estas enfermedades tienen nombre y son tratables.

Psicoterapia

La psicoterapia es terapia que utiliza conversación. Un psicoterapeuta perinatal es alguien que ha recibido formación específica en temas relacionados con los trastornos del ánimo y de ansiedad perinatales, y la pérdida perinatal. La capacitación en depresión y ansiedad general no es suficiente para calificar al proveedor para tratar el conjunto único de problemas relacionados con los trastornos del ánimo y de ansiedad perinatales.

La psicoeducación es una parte importante de la terapia perinatal. La psicoeducación incluye ofrecer información y explicar temas relacionados con los trastornos perinatales y las opciones de tratamiento. El psicoterapeuta debe estar familiarizado con el apoyo disponible a nivel local, así como con otros recursos confiables disponibles en línea y en formato impreso. La psicoterapia puede usarse solo con individuos, con la pareja, con integrantes de la familia o en grupo.

El tratamiento de trastornos durante el embarazo y el período posparto incluye la gestión de crisis. Los tratamientos que han resultado más efectivos para el tratamiento específico de trastornos del ánimo y de ansiedad perinatales consisten en psicoterapia breve o a corto plazo centrada en reducir los síntomas y mejorar el funcionamiento. Este no es el momento para terapia psicodinámica o psicoanalítica a largo plazo.

Se han estudiado dos tipos o modelos de psicoterapia que han demostrado ser eficaces para la prevención y el tratamiento de los trastornos del ánimo y de ansiedad perinatales. Estos modelos se llaman Psicoterapia Interpersonal (IPT, por sus siglas en inglés) (Sockol, 2018; Bright, 2020) y Terapia Conductual Cognitiva (CBT, por sus siglas en inglés) (Stamou, 2018; Li, 2022). En ambos modelos, el terapeuta desempeña un papel activo: facilita y dirige la discusión y enseña habilidades de resolución de problemas. La psicoterapia ha demostrado tener un impacto positivo y duradero.

La CBT ayuda a controlar y cambiar el pensamiento y la conducta a través de la educación y el desarrollo de habilidades. Este tipo de terapia ayuda a los pacientes a desarrollar nuevas formas de evaluar experiencias de vida, y enseña herramientas prácticas que se pueden utilizar inmediatamente.

El modelo IPT ayuda a los pacientes a afrontar cambios de roles, transiciones y conflictos, pérdidas y duelo, y a desarrollar habilidades interpersonales, y también brinda acceso a recursos de apoyo.

Ambos modelos se centran en las fortalezas de los pacientes. Cuando la persona es incapaz de procesar o aplicar estrategias psicoterapéuticas, a menudo se recomienda añadir medicación o tratamientos alternativos.

Existe una pequeña pero creciente cantidad de investigaciones sobre la eficacia de la Desensibilización y reprocesamiento por movimientos oculares (, por sus siglas en inglés) para el trauma del nacimiento. La terapia EMDR ha sido bien estudiada en poblaciones no perinatales para el tratamiento de trastornos como ansiedad, depresión, trastorno obsesivo-compulsivo, dolor crónico, adicciones y otras experiencias vitales angustiosas (Maxfield, 2019). Existe formación específica para los profesionales de EMDR perinatal. Hemos visto cómo esta terapia ha ayudado a nuestros pacientes a recuperarse.

Apoyo social

Un buen apoyo social consiste en escuchar, responder y brindar información sin juzgar. Crea un entorno en el que las mujeres pueden ver que no están solas y que no tienen la culpa. A veces incluye personas especialmente capacitadas que han superado trastornos del ánimo y de ansiedad perinatales. El apoyo social puede ser tanto apoyo emocional como apoyo físico práctico (cuidado de niños, limpieza de la casa, traer comidas). Las redes de apoyo incluyen grupos de apoyo, líneas telefónicas de ayuda, visitadores, correo electrónico, mensajes de texto, grupos en línea, comunidades religiosas o espirituales, y familiares y amigos.

Numerosos estudios han demostrado que una variedad de modelos de apoyo social son efectivos en la prevención y recuperación de trastornos del ánimo y de ansiedad perinatales (Dennis, 2013; Fang, 2022). Comuníquese con Postpartum Support International (ver la sección de Recursos) para recibir asistencia para encontrar apoyo social.

Medicina complementaria y alternativa (MCA)

Actualmente se están llevando a cabo estudios sobre tratamientos durante el embarazo y el posparto que no requieren medicamentos recetados. Los tratamientos *complementarios* son aquellos utilizados además del tratamiento o los tratamientos elegidos. Los tratamientos *alternativos* se usan en lugar de medicación.

Como siempre, tener un diagnóstico correcto es esencial antes de iniciar cualquier tipo de tratamiento complementario o alternativo. Por ejemplo, al igual que los antidepresivos, SAMe, la hierba de San Juan y la terapia de luz pueden provocar hipomanía o manía en mujeres que padecen trastorno bipolar. *Natural* no necesariamente significa "seguro". Asegúrese de hablar con su médico antes de tomar suplementos o usar cualquiera de estos tratamientos.

De eficacia y seguridad comprobadas

Masaje y yoga

Están comenzando a darse a conocer los hallazgos sobre el efecto terapéutico del masaje infantil para padres y bebés (Dehkordi, 2019) y yoga prenatal (Battle, 2015; Villar-Alises, 2023). Una revisión sistemática de las investigaciones encontró que el masaje infantil en un entorno de grupo o en el hogar redujo la depresión materna, mejoró la calidad del sueño materno, redujo la ansiedad y disminuyó los sentimientos de culpa (Geary, 2023).

Ejercicio

En un estudio multinacional, se observó que el ejercicio físico reduce significativamente los síntomas depresivos perinatales (Liu, 2022). Este estudio incluyó yoga, caminar, ejercicio con el bebé y ejercicio acuático.

Fototerapia (luz matutina)

La fototerapia (con luz natural o con luces especiales) se está utilizando como tratamiento complementario o alternativo (Bais, 2020; Donmez, 2022; Garbazza 2022). Los estudios han demostrado que este tratamiento es útil durante y después del embarazo. Aunque las cajas de luz pueden ser muy eficaces, no son para todo el mundo. Dependiendo de su diagnóstico, pueden ser perjudiciales. Asegúrese de trabajar con un profesional con experiencia que le recete un tratamiento individualizado.

Fototerapia (luz nocturna)

Investigadores de John Carroll University desarrollaron lentes especiales que en estudios doble ciego han demostrado que ayudan naturalmente a dormir por la noche y minimizar la manía bipolar (Esaki, 2020) y la depresión durante el embarazo y el posparto (Bennett, 2009). Cuando los futuros padres y los nuevos padres necesitan levantarse durante la noche, exponer los ojos a la luz puede interrumpir el flujo de melatonina, la hormona del sueño. También puede alterar el ritmo circadiano, el "reloj interno". En las noches posteriores, la melatonina puede no fluir a la hora normal, lo que dificulta conciliar el sueño. Con el tiempo, la interrupción del ritmo circadiano más la falta de sueño puede provocar depresión. Puede encontrar estas bombillas y estos lentes además de las investigaciones en LowBlueLights.com. Al igual que con las cajas de luz, que no son todas iguales, no se fíe de cualquier lente, ya que no todos son efectivos. Utilice productos respaldados por la ciencia.

Omega-3

También hay evidencia acerca de la eficacia del uso de ácidos grasos esenciales omega-3 para la prevención y el tratamiento de la depresión prenatal y posparto (Sarris, 2020; Zhang 2020). La Asociación Americana de Psiquiatría recomienda que los pacientes con trastornos del ánimo tomen 1 gramo de EPA (ácido eicosapentaenoico) más DHA (ácido docosahexaenoico) por día. Lea cuidadosamente las etiquetas para asegurarse de que el producto contenga tanto EPA como DHA. Estos omega-3 se encuentran en el aceite de pescado y son diferentes de los omega-3 de origen vegetal. Los omega-3 se recomiendan como tratamiento complementario. Si usted toma omega-3 durante la lactancia, también puede mejorar el desarrollo neurológico del bebé (estos ácidos "lipofílicos" se agregan actualmente a muchos tipos de fórmula).

TMS

La estimulación magnética repetitiva transcraneal (TMS, por sus siglas en inglés) utiliza estimulación cerebral no invasiva y ha tenido resultados prometedores en el tratamiento de trastornos depresivos mayores. La terapia TMS está aprobada en los Estados Unidos por la FDA para el tratamiento del trastorno depresivo mayor en adultos, y se han realizado estudios con mujeres embarazadas y posparto deprimidas. La depresión se redujo significativamente dentro de las tres semanas posteriores al tratamiento y no se observaron efectos nocivos en las mamás, los fetos o los bebés lactantes. La terapia TMS puede ser una terapia eficaz para las mujeres que optan por no tomar medicación (Miuli, 2023). El tratamiento con TMS suele consistir de sesiones diarias durante un máximo de seis semanas.

Acupuntura

Según algunos estudios, la acupuntura es un tratamiento útil para la depresión leve a moderada en el embarazo (Manbur, 2010; Ormsby, 2020). Hasta ahora, la acupuntura para tratar la depresión posparto no ha demostrado ser eficaz (Li, 2019).

De eficacia y seguridad no comprobadas

Marihuana

La marihuana (cannabis) es ahora una de las sustancias más utilizadas durante el embarazo en los Estados Unidos y Canadá. Hoy en día, es más accesible y en muchos lugares es legal. La marihuana se detecta en la placenta, en el líquido amniótico y en el feto. El uso prenatal está asociado con bebés más pequeños, bajo peso al nacer y nacimientos prematuros, y con más hospitalizaciones en la Unidad de Cuidados Intensivos Neonatales (NICU, por sus siglas en inglés) (Shi, 2021; Marchand, 2022). Se ha demostrado que el cannabis tiene un efecto negativo sobre la placenta (que proporciona nutrientes y oxígeno al feto en crecimiento) y, por tanto, contribuye a los malos resultados neonatales (Metz, 2023). También se ha demostrado que el consumo de CBD (un componente de la marihuana) contribuye a un crecimiento fetal deficiente. Otro estudio amplio que incluyó datos de más de siete países (Sorkhou, 2023) confirmó una asociación del consumo de marihuana con el bajo peso al nacer, el nacimiento prematuro y las hospitalizaciones en la NICU. Incluso en el caso de marihuana medicinal legal, no existe una dosis "segura" que se haya establecido para uso perinatal. Hay una creciente preocupación por el niño con respecto al desarrollo del cerebro y los efectos en el comportamiento a largo plazo cuando se produce exposición en el útero (Jaques, 2014; Gunn, 2016; Friedrich, 2017).

El Colegio Americano de Obstetras y Ginecólogos (2021) dice: "Se debe alentar a las mujeres embarazadas o que estén pensando en quedar embarazadas a que dejen de usar marihuana con fines medicinales en favor de una terapia alternativa para la cual hay mejores datos de seguridad específicos para el embarazo. Los efectos del consumo de marihuana pueden ser tan graves como los de fumar cigarrillos o consumir alcohol ".

La marihuana no ha sido bien estudiada en madres que amamantan. Sabemos que se han encontrado rastros de marihuana (THC y CBD) en la leche materna hasta seis días después de su uso (Bertrand, 2018; Moss, 2021), y la cantidad podría ser incluso mayor que la que se encuentra en la sangre de la madre. La exposición a través de la leche materna puede afectar el desarrollo cerebral en niños menores de un año.

Si usted utiliza marihuana en forma habitual, le recomendamos que hable con su médico. Considere cuál es el problema que requiere tratamiento y cuál es la forma más segura de tratar ese problema.

Hierbas

Se han realizado muy pocas investigaciones acerca de la seguridad o el efecto de las hierbas durante el embarazo o la lactancia (Deligiannidis, 2014). Las hierbas son remedios poderosos, que a menudo se elaboran con poca o ninguna reglamentación y con poco o ningún control de seguridad. El consumidor no sabe cuál es la calidad o la cantidad del ingrediente activo que está recibiendo en cada dosis. Debido a que no hay ninguna reglamentación gubernamental para las preparaciones de hierbas, los estudios han concluido que las cantidades medidas de los ingredientes activos varían considerablemente con respecto a la cantidad declarada en la etiqueta, del 0 % al 109 % para las cápsulas, y del 31 % al 80 % para las tabletas. Es imposible saber qué y cuánto de la hierba está realmente tomando. Además, se han encontrado contaminantes peligrosos en algunas fórmulas a base de hierbas.

Se han hecho muy pocos estudios para determinar la seguridad de la hierba de San Juan (Hypericum perforatum o, en inglés, St. John's wort) durante el embarazo o la lactancia (Zepeda, 2023). No hay estudios de investigación que demuestren que la hierba de San Juan sea un tratamiento eficaz para la ansiedad o el trastorno obsesivo-compulsivo. La hierba de San Juan interactúa con muchos medicamentos, incluyendo medicamentos para la enfermedad cardíaca, depresión, convulsiones, ciertos cánceres y píldoras anticonceptivas. Esto significa que la hierba de San Juan hace que las píldoras anticonceptivas sean menos eficaces. La hierba de San Juan no debe tomarse con un SSRI porque interactúan con las mismas sustancias químicas del cerebro.

Placenta

Se han escrito artículos que aseguran que comer la placenta después del parto previene la melancolía posparto y posiblemente protege contra la depresión y la ansiedad posparto. Comer la placenta ha sido históricamente parte de algunos rituales culturales en todo el mundo. Y, de hecho, algunas especies animales comen la placenta después del parto, pero no sabemos la razón o si este comportamiento conlleva un beneficio para la madre. La mayoría de los estudios presentados por los defensores de la encapsulación placentaria no evalúan la ingesta humana y el estado de ánimo, la energía o los niveles hormonales. En 2017, se publicó un estudio sobre la encapsulación de la placenta y el estado de ánimo posparto (Young, 2017). Desafortunadamente, solo estudiaron a 12 mujeres que ingirieron cápsulas de placenta y las compararon con 13 mujeres que tomaron cápsulas de placebo (no contenían placenta). No hubo beneficio ni diferencia para las mujeres que tomaron cápsulas de placenta en comparación con las mujeres que tomaron placebos. Recuerde que el 30 % de las personas se sienten mejor cuando reciben una sustancia placebo o "pastilla de azúcar."

En un estudio más amplio realizado en 2019, no hubo pruebas que demostraran que las mujeres con antecedentes de trastornos del estado de ánimo tuvieran beneficios en el estado de ánimo, la energía, la lactancia o los niveles de vitamina B12 después de ingerir su placenta. Y un estudio realizado en 2023

(Benyshek) arrojó que no había evidencia de que el consumo de placenta disminuya el riesgo de depresión posparto.

Medicamentos para los trastornos del ánimo y de ansiedad perinatales

La meta inmediata del tratamiento es aliviar el sufrimiento lo más pronto posible. La medicación suele comenzar con una dosis baja y se aumenta lo más rápidamente posible a la dosis efectiva para esa mujer. Una dosis demasiado baja puede causar problemas crónicos y sufrimiento y aumenta el riesgo de recaída. Se ha demostrado repetidamente que seguir tomando medicamentos durante el embarazo en el caso de mujeres con trastornos del estado de ánimo reduce significativamente el riesgo de recurrencia (Stevens, 2019).

Lo que se incluye a continuación son solo recomendaciones. Todo tratamiento debe ser individualizado. Para el control de la medicación, recomendamos que la paciente sea atendida por un profesional autorizado para recetar medicamentos que tenga conocimientos sobre el tratamiento de enfermedades perinatales. Sin importar qué tratamientos elegir, el seguimiento debe ser hecho por un profesional con experiencia. ¡Sea persistente! Si un médico o proveedor, o un medicamento o tratamiento no funciona o no parece ser una buena opción para usted, pruebe otro. El objetivo es que usted se vuelva a sentir como sí misma. Sentirse "más o menos" o "mejor" no es suficiente.

Los medicamentos que más preocupan durante el embarazo son los medicamentos antiepilépticos utilizados para la estabilización del estado de ánimo. Se sabe que el ácido valproico (Depakote) y la carbamazepina (Tegretol) causan defectos de nacimiento y problemas de coeficiente intelectual (Andrade, 2018). Si una mujer que toma medicamentos descubre que está embarazada, el feto ya ha estado expuesto, y el riesgo de enfermedad debido al cambio de medicamentos es alto. Los riesgos de los medicamentos siempre deben ser evaluados tomando en cuenta los riesgos a largo plazo de la enfermedad: en la madre, el feto, el bebé y la familia.

Se han llevado a cabo bastantes estudios de investigación con respecto al uso y la efectividad, durante el embarazo y la lactancia, de determinados medicamentos de venta bajo receta que podrían ayudar a combatir eficazmente los trastornos del ánimo y de ansiedad perinatales. Estos medicamentos recetados son regulados en los Estados Unidos por la Administración de Drogas y Alimentos (FDA, por sus siglas en inglés) para asegurarse de que no contienen contaminantes y que la dosis es realmente la dosis indicada.

Durante muchos años, la FDA utilizó una escala confusa y engañosa para clasificar los medicamentos de acuerdo con su seguridad durante el embarazo. Las viejas categorías utilizaban un sistema de clasificación que asignaba los medicamentos a las categorías A, B, C, D o X. Por ejemplo, los medicamentos menos estudiados a menudo se clasificaban como más seguros (A, B, C), mientras que los medicamentos más estudiados a veces se clasificaban como menos seguros (D o X), sin importar el resultado de los estudios. A partir de junio de 2015, ese viejo sistema ha sido descartado y reemplazado por un etiquetado más informativo sobre la seguridad de los medicamentos usados durante el embarazo y la lactancia.

Embarazo y medicamentos

Para muchas personas, la psicoterapia es suficiente. Otras, sin embargo, requieren medicación para reducir síntomas graves de depresión y ansiedad, incluyendo trastorno obsesivo-compulsivo. Lo que sí sabemos es que las enfermedades no tratadas durante el embarazo se asocian a malos resultados prenatales, infantiles y en la niñez. No hay un mayor riesgo de aborto espontáneo o defectos de nacimiento si se toman antidepresivos durante el embarazo, incluso en el primer trimestre (Kjaersgaard, 2013; Eleftheriou, 2023).

La forma de pensar acerca del uso de medicamentos durante el embarazo ha cambiado con los años. Los investigadores, que antes pasaban años investigando los posibles efectos de la medicación en el feto, han cambiado su centro de atención para investigar los efectos nocivos sobre el feto cuando la persona no recibe tratamiento por enfermedades mentales. Estos expertos coinciden en que la depresión y la ansiedad de la madre deben evaluarse y tratarse para maximizar el desenlace positivo para el bebé y la madre. Al evaluar los riesgos de la medicación durante el embarazo, es fundamental recordar que en todos los embarazos normales hay una probabilidad de aproximadamente el 3 % de que se produzca un defecto de nacimiento, y que en hasta el 20 % de los embarazaos .se produce aborto espontáneo.

El embarazo produce cambios en el metabolismo y en el volumen de la sangre; por lo tanto, pueden requerirse dosis más altas de medicamentos para lograr una reducción adecuada de los síntomas. Un estudio concluyó que, para permanecer libres de síntomas, dos tercios de las mujeres requieren un aumento en la dosis a los seis meses y medio de embarazo.

La revista *American Journal of Psychiatry* publicó un artículo que afirmaba que *no* recetar antidepresivos a una mujer que está deprimida o que corre riesgo de deprimirse otra vez durante el embarazo puede causar más riesgos para la madre y el feto que los riesgos de la exposición a la medicación. La administración de medicamentos para la depresión y los trastornos bipolares durante el embarazo reduce significativamente el riesgo de enfermedad durante el embarazo (Stevens, 2019).

El estudio de los posibles resultados de la medicación durante el embarazo plantea muchos retos. Los estudios suelen enfocarse en los medicamentos recetados, lo que no siempre significa que la medicación se tome realmente. Los resultados del embarazo pueden verse afectados por otros factores, como el tabaquismo, la pobreza, los niveles de estrés y la eficacia del tratamiento de la enfermedad.

A continuación, presentamos un resumen de los medicamentos recetados usados habitualmente para tratar trastornos del ánimo y de ansiedad perinatales.

Ansiolíticos

Si bien los inhibidores selectivos de la recaptación de la serotonina (SSRI, por sus siglas en inglés) se utilizan a menudo para tratar la ansiedad, el pánico y el trastorno obsesivo-compulsivo, a veces puede tomar varias semanas antes de que se note una reducción en los síntomas. Otro grupo de medicamentos, las benzodiazepinas, se utiliza para el alivio inmediato de la ansiedad. A veces se utilizan con los SSRI para mantener la ansiedad bajo control, generalmente a corto plazo. El alprazolam (Xanax) y el lorazepam (Ativan) son de acción más corta (fuera de su sistema más rápido), mientras que el diazepam (Valium) y el clonazepam (Klonopin) son de acción más prolongada.

En 2023 un estudio de Meng descubrió que el consumo de benzodiacepinas al principio del embarazo aumentaba el riesgo de aborto espontáneo. En la actualidad existe evidencia de que la ansiedad materna puede contribuir por sí misma a los malos resultados, como el parto prematuro y el bajo peso al nacer. Grandes revisiones de la literatura encontraron que el uso prenatal de benzodiazepinas no estaba asociado con un riesgo de malformaciones (Grigoriadis, 2019; Szpunar, 2022; Chan, 2023).

Los niños expuestos a altas dosis al final del embarazo pueden experimentar algunos problemas temporales. Sin embargo, los trastornos de ansiedad o pánico deben recibir tratamiento. Se recomienda usar la dosis mínima eficaz durante el período de tiempo más corto posible. Es importante hablar con un profesional autorizado para recetar medicamentos con experiencia en medicina reproductiva si se toman benzodiacepinas antes (si es posible) o durante un embarazo.

Antidepresivos

Como recibimos tantas preguntas sobre antidepresivos por parte de nuestras pacientes embarazadas (o de mujeres que toman medicación y están pensando en quedar embarazadas otra vez), a continuación respondemos algunas de las inquietudes principales. Debido a que los nombres comerciales de los medicamentos pueden variar de un país a otro, incluimos tanto la marca como el nombre genérico de cada medicamento.

En comparación con sus hermanos, los bebés expuestos a antidepresivos durante el embarazo *no* presentaban mayor riesgo de nacimientos prematuros, trastorno del espectro autista, tamaño pequeño para la edad gestacional, defectos congénitos, trastorno por déficit de atención con hiperactividad (ADHD, por sus siglas en inglés), problemas de conducta, déficits del neurodesarrollo, o menor rendimiento escolar (Besag, 2023).

¿Los antidepresivos causan aborto espontáneo?

En un estudio en el que se analizaron 735 estudios, se concluyó que el riesgo de aborto espontáneo en mujeres deprimidas era igual al riesgo entre mujeres que tomaban medicación contra la depresión (Kjaersgaard, 2013). Más recientemente, otra gran revisión de estudios tampoco encontró un mayor riesgo de aborto espontáneo con el uso de antidepresivos durante el embarazo (Smith, 2024).

¿Los antidepresivos pueden causar parto prematuro?

Un estudio en el que se analizaron muchos estudios encontró diferencias no significativas en las tasas de parto prematuro al comparar mujeres medicadas con antidepresivos y mujeres deprimidas que no tomaban medicación (Mitchell, 2018).

¿Los antidepresivos provocan defectos congénitos?

En todos los nacimientos, haya o no haya habido medicación, existe una probabilidad de defectos congénitos de aproximadamente 3 %. Se concluyó que el uso de antidepresivos, incluso durante el primer trimestre, *no* está asociado con un mayor riesgo de defectos congénitos *(Gao, 2018; Tak, 2017).*

¿Existe una relación entre los antidepresivos y la hipertensión pulmonar persistente del recién nacido?

La hipertensión pulmonar persistente del recién nacido (PPHN, por sus siglas en inglés) ocurre en aproximadamente el 0.1 % al 0.2 % de todos los recién nacidos. Es muy poco común, pero grave. No está claro si los antidepresivos aumentan este riesgo porque existen otros factores de riesgo conocidos no relacionados con el uso de antidepresivos, como la obesidad, el tabaquismo, los embarazos más cortos, el parto por cesárea y la depresión (Eleftheriou 2023).

¿Los antidepresivos causan mala adaptación neonatal o abstinencia?

Esto se refiere a los síntomas (a menudo problemas de respiración y temblores) que a veces se observan en los recién nacidos expuestos a determinados medicamentos durante el último trimestre del embarazo. No está claro si esto es causado por demasiada serotonina (un químico del cerebro) en el bebé o por abstinencia de la medicación. Las tasas registradas varían del 10 % al 30 % y los síntomas parecen ser más comunes en bebés expuestos a la paroxetina (Paxil). Los síntomas comienzan en los primeros días de vida y generalmente desaparecen en un período de 3-5 días. Un informe conjunto de la Asociación Americana de Psiquiatría y el Colegio Americano de Obstetras y Ginecólogos explica que interrumpir la medicación para evitar los síntomas en el recién nacido puede conducir a la recaída en la madre. Se trata de un síndrome leve que en general no requiere tratamiento. Se va solo. Interrumpir la medicación en el último trimestre aumenta el riesgo de depresión en el final del embarazo y durante el período posparto.

¿Los antidepresivos causan autismo?

No. Varios estudios grandes han demostrado que los antidepresivos no causan autismo (Brennan, 2023; Yamamoto-Saskai, 2019; Janecka, 2018). Sin embargo, se encontró que la depresión materna en el embarazo es un factor de riesgo significativo para el autismo (Aldera, 2022).

¿Se han detectado problemas en niños mayores expuestos a antidepresivos durante el embarazo?

En un estudio de niños evaluados a los 3 y a los 7 años, las pruebas de coeficiente intelectual y de desarrollo dieron resultados normales. Esto incluyó exposición durante el primer trimestre. Se observó una relación entre la severidad de la depresión materna durante el embarazo y los problemas de comportamiento de los niños. El uso de antidepresivos y la dosis o duración de la medicación no fueron predictores de problemas cognitivos o de comportamiento. Otro estudio realizado con niños de 4 a 5 años de edad no detectó ninguna relación entre el uso de antidepresivos antes del nacimiento y problemas emocionales o de comportamiento durante la niñez temprana. En una conferencia de las Sociedades Académicas Pediátricas en 2018, se presentó un estudio que evaluó la exposición prenatal a los SSRI y las habilidades de pensamiento y atención en niños de 12 años. El estudio arrojó que los niños que estuvieron expuestos a medicación se desempeñaban mejor con las habilidades relacionadas con el rendimiento escolar y más tarde el rendimiento laboral. Estas habilidades incluían la resolución creativa de problemas, la capacidad de concentrarse, la atención y el autocontrol.

Sabemos que las enfermedades no tratadas en los padres pueden causar problemas emocionales y de comportamiento a largo plazo en los niños (Gutiérrez-Galve, 2018). Si está tomando un antidepresivo, recuerde que dejar de tomarlo antes del parto, un momento en el que el riesgo de padecer depresión y ansiedad es alto, puede aumentar significativamente el riesgo de enfermedad. Hable con alguien que esté informado acerca de las investigaciones antes de hacer cambios en su medicación. Además, investigadores de renombre sostienen que no hay ninguna razón para cambiar de un medicamento antidepresivo a otro. *Use uno que funcione y dé resultados rápidos.*

Un desarrollo muy importante se produjo el 19 de marzo de 2019 cuando la Administración de Drogas y Alimentos de los Estados Unidos (FDA) aprobó un medicamento llamado Zulresso (brexanolona). Es el primer medicamento diseñado específicamente para tratar la depresión posparto. Requiere una infusión intravenosa de tres días. En el estudio, las mujeres que sufrían de depresión posparto moderada a severa sintieron un alivio significativo en los síntomas en 24 a 48 horas. El 4 de agosto de 2023, la FDA aprobó Zurzuvae (zuranolona), la primera píldora específicamente desarrollada y aprobada para el tratamiento de la depresión posparto. Se diferencia de otros antidepresivos en que actúa sobre diferentes sustancias químicas cerebrales.

En un ensayo de investigación en el que se utilizó zuranolona todas las noches durante dos semanas (Deligiannidis, 2023), se observó una mejora del estado de ánimo en tan solo tres días en comparación con quienes tomaron pastillas placebo. Los efectos secundarios fueron escasos y la medicación se toleró bien. Hasta el momento se han realizado pocas investigaciones sobre la seguridad de la leche materna mientras se toma zuranolona. LactMed, un programa de los Institutos Nacionales de Salud, afirma que pequeñas cantidades de zuranolona pasan a la leche materna y no se espera que tengan efectos negativos en los lactantes que consumen leche materna (véase la sección de Recursos para más información).

Antipsicóticos

A estos fármacos también se los llama *tranquilizantes mayores o neurolépticos*. Los antipsicóticos de alta potencia como el haloperidol (Haldol) se han recomendado en el pasado para uso durante el embarazo en lugar de antipsicóticos de baja potencia o antipsicóticos atípicos. Estos medicamentos antipsicóticos atípicos se utilizan para tratar la esquizofrenia, el trastorno bipolar, la depresión mayor, el trastorno por estrés postraumático y los trastornos de ansiedad. La exposición a estos medicamentos no está asociada con el riesgo de bebés más grandes de lo normal, muerte fetal y aborto espontáneo; sin embargo, estos medicamentos están asociados con un aumento muy pequeño del riesgo de problemas obstétricos y neonatales. Aún no está claro si el mayor riesgo se debe a las medicaciones o la enfermedad subyacente. El aripiprazol (Abilify), la olanzapina (Zyprexa) y la quetiapina (Seroquel) no están asociados con un mayor riesgo de defectos de nacimiento o problemas de neurodesarrollo importantes (Straub, 2022). Un amplio estudio realizado en seis países arrojó que la medicación antipsicótica no suponía un riesgo de defectos congénitos importantes (**Huybrechts**, 2023).

Si usted está en los Estados Unidos y está pensando en tomar uno de estos medicamentos durante el embarazo, por favor regístrese en el National Pregnancy Registry for Atypical Antipsychotics (Registro Nacional de Antipsicóticos Atípicos durante el Embarazo) (ver la sección de Recursos).

Terapia electroconvulsiva (ECT)

La terapia electroconvulsiva (ECT, por sus siglas en inglés) se considera un tratamiento aceptable para casos de depresión, trastorno bipolar, esquizofrenia o psicosis durante el embarazo (Rose, 2020). La terapia electroconvulsiva no un tratamiento para la ansiedad, el pánico o el trastorno obsesivo-compulsivo durante el embarazo.

Estabilizadores del estado de ánimo

Idealmente antes de quedar embarazadas, las mujeres que utilizan estos medicamentos deben consultar con un profesional autorizado para recetar medicamentos que esté familiarizado con las más recientes investigaciones a fin de planificar cómo manejar mejor la enfermedad durante el embarazo. Para las que ya están embarazadas, es necesaria una consulta para determinar el plan de medicación más adecuado.

Se recomienda que las mujeres con trastorno bipolar continúen tomando su medicación durante el embarazo, ya que el peligro de recaída es muy alto. En un estudio, el 24 % de las mujeres con antecedentes de trastorno bipolar crónico se enfermaron durante el embarazo incluso continuando con la medicación. Por lo tanto, interrumpir la medicación conlleva un riesgo muy alto. Un estudio de mujeres bipolares que suspendieron los estabilizadores del estado de ánimo al quedar embarazadas arrojó que tenían el doble de probabilidades de tener una recaída durante el embarazo. Dentro de los tres meses posteriores, la mitad de las mujeres tuvieron una recaída, y para el sexto mes, aproximadamente el 70 % habían tenido una recaída. Recomenzar el tratamiento después de interrumpirlo durante el primer trimestre no contribuye a proteger contra recaídas (Viguera, 2007).

A menudo se utilizan anticonvulsivos (por ejemplo antiepilépticos) como estabilizadores del ánimo en las mujeres con trastorno bipolar. La lamotrigina (Lamictal), un medicamento anticonvulsivo, es actualmente el fármaco antiepiléptico más recomendado para las mujeres embarazadas con episodios depresivos bipolares graves, y también puede ayudar a prevenir la depresión posparto grave (Wesseloo, 2017).

El litio es un medicamento para la manía que se usa para tratar el trastorno bipolar. En el pasado, se creía que el litio conllevaba un pequeño riesgo de un problema cardíaco en el feto llamado anomalía de Ebstein. Las últimas investigaciones muestran que este problema cardíaco está más probablemente relacionado con problemas de salud mental materna que con el litio (Boyle, 2017). No se han informado problemas de neurocomportamiento o de desarrollo en niños expuestos al litio durante el embarazo.

Otros estabilizadores del estado de ánimo, como la carbamazepina (Tegretol) y el ácido valproico (Depakote), aumentan la incidencia de defectos del tubo neural y otros defectos congénitos. En estudios realizados a los 3 años de edad, se detectó un coeficiente intelectual disminuido en niños expuestos a Tegretol durante el embarazo. Debido a esto, a menudo se utiliza una dosis mayor de ácido fólico además de Tegretol o Depakote si se debe seguir administrando uno de estos medicamentos.

Medicamentos para dormir

La depresión y la ansiedad pueden causar problemas para dormirse o permanecer dormido. Además, dormir mal puede contribuir a los problemas de estado de ánimo y ansiedad. El sueño es una parte esencial del plan de tratamiento. La terapia conductual cognitiva para el insomnio (CBT-I) ha demostrado ser muy eficaz durante el embarazo, incluso cuando se recibe en línea (Felder, 2020). A veces, los medicamentos pueden ser necesarios, especialmente al inicio del tratamiento. Hay varios medicamentos sin receta que se consideran seguros durante el embarazo. Estos son la doxilamina (Unisom) y la difenhidramina (Benadryl).

La trazadona (Deseryl) y la amitriptilina (Elavil) son antidepresivos que tienen un efecto sedante. El zolpidem (Ambien) tiene un tiempo de acción más rápido y su uso es aceptable durante el embarazo cuando es necesario (Chan, 2023).

Posparto

En ocasiones, el nacimiento de un bebé puede requerir cambios en la medicación que forma parte del plan de tratamiento. Se aconseja consultar a un profesional perinatal autorizado para recetar medicamentos si se va a utilizar la leche materna para alimentar al bebé. La mayoría de los medicamentos se encuentran en niveles bajos en la leche materna y se consideran de muy bajo riesgo para el bebé. No hay un "mejor" medicamento. La medicación que mejor funcione será la óptima para el bebé y la familia.

Tiroides

Hasta un 16 % de las mujeres que dan a luz desarrollan tiroiditis posparto (una inflamación de la tiroides). En las etapas iniciales de la tiroiditis, las mujeres pueden experimentar ansiedad o depresión. A veces, esta condición es temporaria y se resuelve en unos seis meses sin necesidad de medicación. Pero en otros casos puede provocar tiroiditis crónica e hipotiroidismo (niveles bajos de tiroides, como en la tiroiditis de Hashimoto).

Como los trastornos de la tiroides pueden causar depresión y ansiedad, pídale a su médico que haga un análisis de sangre. Se recomienda hacer los siguientes análisis a todas las mujeres con alteraciones del estado de ánimo durante el período posparto: T4 libre, TSH, anti-TPO y antitiroglobulina. Es importante determinar la presencia de anticuerpos antitiroideos (anti-TPO y antitiroglobulina), ya que ha habido casos en los que, si bien los niveles de T4 y TSH se encontraban dentro de los rangos normales, los niveles de anticuerpos antitiroideos estaban elevados. Si los análisis de tiroides presentan resultados anormales, recomendamos una evaluación por parte de un endocrinólogo.

Terapia hormonal

Parece que no es un nivel bajo de hormonas lo que causa problemas de estado de ánimo en la mayoría de las mujeres posparto. Más bien, es el cambio de los niveles hormonales a lo que algunas mujeres son sensibles (Shiller, 2015).

Las personas que son sensibles a los cambios hormonales, incluyendo las que padecen de depresión y ansiedad posparto y están tomando anticonceptivos orales, deben tener supervisión profesional para detectar cambios en el estado de ánimo. Las mujeres pueden experimentar menos problemas de estado de ánimo si toman pastillas anticonceptivas monofásicas en lugar de pastillas anticonceptivas trifásicas. Las pastillas monofásicas liberan los mismos niveles de estrógeno y progesterona, mientras que en las pastillas trifásicas los niveles cambian semanalmente.

Las mujeres que tienen antecedentes de ciclotimia (cambio de humor) al tomar anticonceptivos orales deberían considerar formas alternativas de anticoncepción, ya que tienen un riesgo mayor de padecer depresión posparto (Larsen, 2023). La progesterona sintética (progestina) incluyendo la "minipíldora" está asociada con un empeoramiento de los síntomas en algunas mujeres. La medroxiprogesterona acetato (Depo-Provera), una inyección de progesterona de acción prolongada, no es siempre una buena opción, ya que no hay forma de interrumpir el uso si se agravan los trastornos del ánimo. También ha habido informes de problemas de estado de ánimo después de la inserción de dispositivos intrauterinos (DIU) de progesterona. Estos problemas de ánimo se suelen resolver rápidamente una vez retirado el DIU. No se recomienda recurrir a la terapia hormonal como único tratamiento para los trastornos psiquiátricos posparto.

Medicamentos

Si usted, o un familiar directo, ha tenido una experiencia positiva con cualquier medicación en particular con el mismo diagnóstico, esa debería ser su primera opción. Se han hecho muy pocos estudios sobre la eficacia de un medicamento en particular en comparación con otro para el tratamiento de la depresión o la ansiedad posparto. En general, no existe un medicamento que sea mejor que otros para el tratamiento de la depresión posparto. El "mejor" es el que funciona. Según nuestra experiencia, todos los SSRI funcionan bien. La química de cada mujer es diferente. Por eso, distintos medicamentos pueden tener distinto efecto en distintas mujeres. El tratamiento de la ansiedad, incluido el trastorno obsesivo-compulsivo, generalmente requiere una dosis más alta que la utilizada para tratar la depresión. El objetivo del tratamiento es que la mujer se vuelva a sentir 100 % normal. Solo sentirse mejor no es suficiente. El tratamiento con dosis demasiado bajas puede provocar enfermedad crónica y puede aumentar el peligro de una recaída.

Hemos trabajado con muchas pacientes que dicen que, una vez tratadas, se sienten mejor que en años (o mejor que nunca). Estaban ansiosas o deprimidas y no se habían dado cuenta previamente.

Medicamentos y leche materna

Dar leche materna al bebé tiene grandes ventajas para el bebé y la madre. Algunas mujeres deprimidas pueden sentir que la leche materna es lo único positivo que tienen para ofrecerle al bebé. La mayoría de los medicamentos para la depresión y la ansiedad se encuentran en cantidades muy bajas en la leche materna y en los bebés. Sin embargo, hay algunos medicamentos que no son recomendables o deben utilizarse con precaución.

Ansiolíticos

Para el tratamiento de la ansiedad, el pánico y los trastornos del sueño se pueden recetar para uso ocasional dosis bajas de medicamentos de acción breve como el alprazolam (Xanax) o el lorazepam (Ativan). La base de datos LactMed de los Institutos Nacionales de la Salud (2023) constató que no se observaron efectos adversos en los lactantes.

Antidepresivos

Se considera seguro alimentar al bebé con leche materna mientras se toman antidepresivos. La primera opción para cualquier mujer debe ser el medicamento que le resultó eficaz en el pasado o uno que ha sido usado con éxito por un familiar directo.

Los beneficios de la leche materna son mucho más importantes que los riesgos conocidos de los medicamentos. Estos bebés y niños son normales desde el punto de vista de la conducta y el desarrollo.

Antipsicóticos

A estos fármacos también se los llama *tranquilizantes mayores o neurolépticos*. Se utilizan para tratar psicosis y ansiedad severa. También mejoran la eficacia de los SSRI. Los antipsicóticos de alta potencia pueden utilizarse durante la lactancia con leche materna. Se debe observar a los bebés por si presentan somnolencia; sin embargo, no ha habido informes de problemas en los lactantes. Los antipsicóticos atípicos o de "segunda generación" se detectan en muy pequeñas cantidades en la leche materna y se consideran compatibles con la lactancia.

Terapia electroconvulsiva (ECT)

La terapia electroconvulsiva se considera un tratamiento aceptable para la depresión severa o la psicosis postparto y no afecta la leche materna. También puede ser útil para el tratamiento del trastorno bipolar durante el posparto. No se utiliza para la ansiedad postparto, el pánico o el trastorno obsesivo-compulsivo.

Estabilizadores del estado de ánimo

Algunos estabilizadores del estado de ánimo pueden ser más seguros que otros durante la alimentación con leche materna. Consulte a su especialista perinatal autorizado para recetar medicamentos para que le oriente. No se detectaron efectos adversos a los 6 años de edad en niños que recibieron leche materna de una madre que tomaba un medicamento antiepiléptico (Birnbaum, 2020).

Medicamentos para dormir

La mayoría de los medicamentos de venta libre y con receta utilizados como somníferos se encuentran en niveles bajos en la leche materna, y se consideran aceptables.

Protocolos médicos

Las siguientes directrices, basadas en la investigación realizada en este campo hasta la fecha, sugieren tratamientos basados en los antecedentes del paciente. Los tratamientos deben seguirse secuencialmente, intentando primero el Tratamiento 1 y pasando al Tratamiento 2 si es necesario.

Aunque los protocolos de tratamiento incluidos a continuación se refieren sólo a la depresión y a la psicosis posparto, también son eficaces para el tratamiento del trastorno obsesivo-compulsivo, la ansiedad y el pánico.

La primera opción para el tratamiento del trastorno obsesivo-compulsivo, la ansiedad y el pánico suelen ser los SSRI. En el caso de ansiedad y pánico, puede resultar útil usar dosis bajas de ansiolíticos o antipsicóticos a corto plazo. A menudo, se requieren dosis altas de SSRI por períodos de tiempo más largos.

Consulte el Capítulo 7 para determinar qué tratamientos de medicina complementaria y alternativa (MCA) podrían ser más efectivos para una situación dada.

PREEMBARAZO		
Antecedentes	**Tratamiento 1**	**Tratamiento 2**
Un episodio depresivo mayor si está tomando medicación + asintomática durante 6–12 meses	Reducir gradualmente la medicación (supervisar atentamente para detectar recaídas) + apoyo + MCA	Reanudar la medicación + seguir terapia + apoyo + MCA
Episodios previos recurrentes graves	Continuar la medicación + terapia + apoyo + MCA	Medicación + terapia + apoyo + MCA
Episodio depresivo mayor leve o episodio depresivo mayor grave (primer episodio)	Terapia + apoyo + MCA	Terapia + medicación + apoyo + MCA
Trastorno bipolar	Continuar con litio o lamotrigina (Lamictal) o cambiar a uno de estos si actualmente toma ácido valproico (Depakote) o carbamazepina (Tegretol) + seguimiento psiquiátrico + terapia + apoyo + MCA	Cambiar a antipsicótico de alta potencia + terapia + apoyo + MCA

EMBARAZO (incluso el primer trimestre)		
Antecedentes	**Tratamiento 1**	**Tratamiento 2**
Un episodio de depresión mayor leve, actualmente en remisión	Disminuir la medicación + terapia + apoyo + MCA	Reanudar la medicación + terapia + apoyo + MCA
Un episodio de depresión mayor grave, actualmente en remisión	Considerar reducir o mantener la medicación + terapia + apoyo + MCA	Medicación + terapia + apoyo + MCA
Trastorno depresivo mayor leve, por primera vez o recurrente	Terapia + apoyo + MCA	Medicación + terapia + apoyo + MCA
Depresión mayor severa	Medicación + terapia + apoyo + MCA	Medicación + terapia + apoyo + MCA Considerar terapia electroconvulsiva (ECT), estimulación magnética repetitiva transcraneal (TMS)
Recurrencia o recaída depresiva si se quita la medicación cuando padece un trastorno depresivo mayor leve	Terapia + apoyo + MCA	Medicación + terapia + apoyo + MCA
Psicosis en cualquier trimestre	Hospitalización + medicación + terapia cuando esté estable	Hospitalización Considerar terapia electroconvulsiva (ECT)

POSPARTO		
Diagnóstico	Tratamiento 1	Tratamiento 2
Trastorno depresivo mayor leve o moderado / ansiedad	Terapia + apoyo + MCA	Terapia + medicación + apoyo + MCA Considerar TMS, brexanolona, zuranolona
Trastorno depresivo mayor grave / ansiedad	Terapia + SSRI + apoyo + MCA	Considerar la adición de un antipsicótico atípico Apoyo + MCA, TMS, brexanolona, zuranolona
Psicosis posparto	Hospitalización + medicación + terapia una vez estable + MCA	Hospitalización Considerar medicación + terapia electroconvulsiva (ECT) + MCA

PREVENCIÓN DE LA DEPRESIÓN POSPARTO EN MUJERES CON ANTECEDENTES DE DEPRESIÓN, ANSIEDAD, OTROS TRASTORNOS DEL ESTADO DE ÁNIMO O DEPRESIÓN POSPARTO PREVIA		
Antecedentes	**Tratamiento 1**	**Tratamiento 2**
Primer embarazo	Reunión con psicoterapeuta cuando se identifica el riesgo (antes del embarazo o durante el embarazo) + psicoeducación para la mujer y su pareja + MCA	Intervención (consultar el protocolo de tratamiento para el embarazo) si la paciente presenta síntomas + apoyo + MCA
Depresión/ansiedad posparto previa	Psicoeducación para la mujer y la pareja lo antes posible + terapia + apoyo + MCA	Intervención (consultar el protocolo de tratamiento para el embarazo) si la paciente presenta síntomas + apoyo + MCA
Psicosis posparto previa	Derivar a psiquiatra perinatal + terapia	Intervención (consultar el protocolo de tratamiento para el embarazo) si la paciente presenta síntomas

Recursos

Sitios web y líneas telefónicas de ayuda

Action on Postpartum Psychosis
app-network.org
Información y apoyo para psicosis perinatal.

Childbirth and Postpartum Professional Association
CAPPA.net
Capacitación para doulas y ayuda para encontrar una doula.

Doulas of North America
dona.org
Organización internacional de doulas sin fines de lucro que se dedica a capacitar a las doulas para que brinden a las mujeres y sus familias apoyo de la calidad y el nivel más altos durante el parto y el período posparto.

infantrisk.org
Sitio web de Thomas Hale de Texas Tech University Health Sciences Center dedicado a los medicamentos durante el embarazo y la lactancia.
InfantRisk HCP (aplicación móvil para proveedores de salud)
MommyMeds App (para mujeres embarazadas y que amamantan)

Marcé of North America
www.perinatalmentalhealth.com
Filial norteamericana de la International Marcé Society.

MARES Sociedad Marcé Española
www.sociedadmarce.org (en español)
Filial española de la Sociedad Marcé.

Massachusetts General Hospital Center for Women's Mental Health (Centro de salud mental de la mujer)
womensmentalhealth.org
Centro de información dedicado a los asuntos psiquiátricos perinatales y reproductivos.
Proyecto de Psicosis del Hospital General de Massachusetts mghp3.org.

Mothertobaby.org
866-626-6847 y app
Información sobre medicamentos durante el embarazo y la lactancia en inglés y en español.

National Maternal Mental Health Hotline
Apoyo 24/7, gratuito y confidencial antes, durante y después del embarazo.
Llame o envíe un mensaje de texto al 833-TLC-MAMA (833-852-6262). Los usuarios de TTY pueden utilizar un servicio de retransmisión preferido o llamar al 711 y después al 833-852-6262.

North American Society for Psychosocial OB/GYN (Sociedad Norteamericana de Obstetricia y Ginecología Psicosocial)
naspog.org
La Sociedad Norteamericana de Obstetricia y Ginecología Psicosocial es una asociación de investigadores, médicos, educadores y científicos dedicados a la salud mental y el cuidado de la salud de las mujeres.

Papás/Parejas posparto
postpartum.net—PSI
Hable con un experto para papás y parejas.

Postpartum Support International (PSI)
postpartum.net/en-espanol/
800-944-4PPD (944-4773) #1 En español o #2 English para mensaje de voz.
Envíe la palabra "Help" ("Ayuda") al 800-944-4773 (Inglés)
Comuníquese por mensaje de texto en español: 971-203-7773

PSI
Connect by PSI (app de PSI)
Apoyo a profesionales autorizados para recetar medicamentos: Llame al 877-499-4773 y deje un mensaje para hablar on especialista en reproducción.
Postpartum Support International se dedica a ayudar a las personas que sufren de trastornos del ánimo y de ansiedad perinatales, incluyendo la depresión posparto, que es la principal complicación después del parto. PSI se dedica a educar a familiares, amigos y profesionales de la salud. *Madre Saludable, Familia Feliz* es un video educativo de trece minutos que está disponible en inglés y en español en postpartum.net. PSI ofrece muchos tipos de grupos de apoyo.

Recursos sobre zuranolona (Zurzuvae)

Sagerx.com

Los pacientes y los profesionales autorizados para recetar medicamentos pueden ponerse en contacto con la línea de acceso de Sage para obtener ayuda con la cobertura de Zurzuvae llamando al 844-472-4379.

Sitio web de Shoshana Bennett
DrShosh.com

Recursos tales como la película *Dark Side of the Full Moon (El Lado Oscuro de la Luna Llena)* y libros escritos por Shoshana.
DarkSideofTheFullMoon.com
ParentalAction.com
Parental Action Institute, fundado por Shoshana Bennett y Jane Honikman (fundadora del PSI, janehonikman.com)

The Marcé Society (Sociedad Marcé)
marcesociety.com
La Sociedad Marcé es una organización internacional dedicada a la investigación científica sobre salud mental perinatal.

Artículos

Los artículos incluidos en esta sección están dirigidos a profesionales médicos. Se incluyen en este libro para aquellos lectores que se sientan cómodos con la terminología médica y científica.

Abramowitz, J. A. "Obsessive-Compulsive Symptoms in Pregnancy and the Puerperium: A Review of the Literature." *Anxiety Disorders* 2003; 17:461–478.

Aldera, Hussain, et al. "Do Parental Comorbidities Affect the Severity of Autism Spectrum Disorder?" *Cureus*, vol. 14,12 e32702. 19 dic. 2022.

Alwan S., et al. "National Birth Defects Prevention, Study. Use of Selective Serotonin-Reuptake Inhibitors in Pregnancy and the Risk of Birth Defects." *New England Journal of Medicine* 2007; 356:2684–2692.

American College of Obstetrics and Gynecology "Committee Opinion No. 722: Marijuana Use During Pregnancy and Lactation." *Obstetrics and gynecology* vol. 130,4 (2017): e205-e209.

American College of Obstetrics and Gynecology. "Use of Psychiatric Medications During Pregnancy and Lactation." *Practice Bulletin* Abr. 2008; No. 92.

Anderson, Eric L., y Irving M. Reti. "ECT in pregnancy: a review of the literature from 1941 to 2007." *Psychosomatic medicine*, vol. 71,2 (2009): 235-42.

Andrade C. "Major Congenital Malformations Associated with Exposure to Antiepilectic Drugs During Pregnancy." *The Journal of Clinical Psychiatry* 2018; 79(4):18f12449.

Andrade C. "The Safety of Duloxetine During Pregnancy and Lactation." *The Journal of Clinical Psychiatry* Dic 2014; 75(12):e1423–7.

Ansari, Najmus Sehr, et al. "Risk factors for postpartum depressive symptoms among fathers: A systematic review and meta-analysis." *Acta obstetricia et gynecologica* Scandinavica, vol. 100,7 (2021): 1186–1199.

Appleby, L., et al. "A Controlled Study of Fluoxetine and Cognitive Behavioural Counseling in the Treatment of Postnatal Depression." *British Medical Journal* 1997; 314:932–936.

Bais, Babette, et al. "Effects of bright light therapy for depression during pregnancy: a randomised, double-blind controlled trial." *BMJ open*, vol. 10,10 e038030. 28 oct. 2020.

Bang Madson, K., et al. "In utero exposure to ADHD medication and long-term offspring outcomes." *Molecular psychiatry* 2023, 28(4), 1739–1746.

Barrera, Alinne Z., et al. "Online prevention of postpartum depression for Spanish- and English-speaking pregnant women: A pilot randomized controlled trial." *Internet interventions*, vol. 2,3 (2015): 257–265.

Battle, C., et al. "Potential for prenatal yoga to serve as an intervention to treat depression during pregnancy." *Womens Health Issues* 2015; 25(2):134–141.

Bayrampour, Hamideh, et al. "The Risk of Relapse of Depression During Pregnancy After Discontinuation of Antidepressants: A Systematic Review and Meta-Analysis." *The Journal of clinical psychiatry* vol. 81,4 19r13134. 9 jun. 2020.

Beck, C. T. "Impact of Birth Trauma on Breastfeeding." *Nursing Research* 2008; 57(4):228–236.

Beck, C. T., y R. Gable. "Postpartum Depression Screening Scale (PDSS)." Disponible a través de Western Psychological Services, 800-648–8857.

Beck, Cheryl Tatano y Pec Indman. "The many faces of postpartum depression." *Journal of obstetric, gynecologic, and neonatal nursing: JOGNN*, vol. 34,5 (2005): 569–76.

Beck, Cheryl Tatano, et al. "Traumatic Childbirth and Its Aftermath: Is There Anything Positive?" *The Journal of perinatal education*, vol. 27,3 (2018): 175–184.

Bennett, H. A. "Prevalence of Depression During Pregnancy. Systematic Review." *American College of Obstetricians and Gynecologists* Apr. 2004; 103:698–709.

Bennett H. A., et al. "Prevalence of Depression During Pregnancy. Overview of Clinical Factors." *Clinical Drug Investigations* 2004; 24 (3): 157–179.

Bennett, Shoshana, et al. "Use of modified spectacles and light bulbs to block blue light at night may prevent postpartum depression." *Medical hypotheses*, vol. 73,2 (2009): 251–3.

Benyshek, Daniel C., et al. "Comparison of placenta consumers' and non-consumers' postpartum depression screening results using EPDS in US community birth settings (n=6038): a propensity score analysis." *BMC pregnancy and childbirth*, vol. 23,1 534. 22 jul. 2023.

Bergink, V., et al. "Prevention of Postpartum Psychosis and Mania in Women at High Risk." *American Journal of Psychiatry* 2012; 169:609–15.

Berle, J. O., et al. "Neonatal Outcomes in Offspring of Women with Anxiety and Depression During Pregnancy." *Archives of Women's Mental Health* 2005; 8:181–189.

Besag, Frank M. C., y Michael J. Vasey. "Should Antidepressants be Avoided in Pregnancy?" *Drug safety*, vol. 46,1 (2023): 1–17.

Birnbaum, Angela K., et al. "Antiepileptic Drug Exposure in Infants of Breastfeeding Mothers With Epilepsy." *JAMA neurology*, vol. 77,4 (2020): 441–450.

Bodnar, L., y Katherine Wisner. "Nutrition and Depression: Implications for Improving Mental Health Among Childbearing-Aged Women." *Biological Psychiatry* 2005; 58:679–685.

Borja-Hart, N. L., y Jehan Marino. "Role of Omega-3 Fatty Acids for Prevention or Treatment of Perinatal Depression." *Pharmacotherapy* 2010; 30(2):210–216.

Borri, C., et al. "Axis I Psychopathology and Functional Impairment at the Third Month of Pregnancy: Results from the Perinatal Depression-Research and Screening Unit (PND-ReScU) Study." *The Journal of Clinical Psychiatry* 2008; 69:1617–1624.

Boyd, R. C., et al. "Review of screening instruments for postpartum depression." *Archives of women's mental health*, vol. 8,3 (2005): 141–53.

Boyle, Breidge, et al. "The changing epidemiology of Ebstein's anomaly and its relationship with maternal mental health conditions: a European registry-based study." *Cardiology in the young*, vol. 27,4 (2017): 677–685.

Brandon, A. R., et al. "Nonpharmacologic Treatments for Depression Related to Reproductive Events." *Current Psychiatry Reports* Oct. 2014; 16:526.

Brennan, Patricia A., et al. "Prenatal Antidepressant Exposures and Autism Spectrum Disorder or Traits: A Retrospective, Multi-Cohort Study." *Research on child and adolescent psychopathology*, vol. 51,4 (2023); 513–527.

Bright, Katherine S., et al. "Interpersonal Psychotherapy to Reduce Psychological Distress in Perinatal Women: A Systematic Review." *International journal of environmental research and public health*, vol. 17,22 8421. 13 nov. 2020.

Brockington, Ian. "Suicide and filicide in postpartum psychosis." *Archives of Women's Mental Health* 2017; 20:63–69.

Byatt N., et al. "Antidepressant Use in Pregnancy: A Critical Review Focused on Risks and Controversies." *Acta Psychiatrica Scandinavica* 2013; 127:94–114.

CDC. https://www.cdc.gov/reproductivehealth/maternal-mortality/erase-mm/data-mmrc.html.

Chan, Adrienne Y. L., et al. "Maternal Benzodiazepines and Z-Drugs Use during Pregnancy and Adverse Birth and Neurodevelopmental Outcomes in Offspring: A Population-Based Cohort Study." *Psychotherapy and psychosomatics*, vol. 92,2 (2023): 113–123.

Chaudron, Linda H, y Neha Nirodi. "The obsessive-compulsive spectrum in the perinatal period: a prospective pilot study." *Archives of women's mental health*, vol. 13,5 (2010): 403–10.

Chen, Qianqian, et al. "Prevalence and Risk Factors Associated with Postpartum Depression during the COVID-19 Pandemic: A Literature Review and Meta-Analysis." *International journal of environmental research and public health*, vol. 19,4 2219. 16 feb. 2022.

Chin, Kathleen, et al. "Suicide and Maternal Mortality." *Current psychiatry reports*, vol. 24,4 (2022); 239–275.

Chiu, Chih-Chiang, et al. "Omega-3 fatty acids for depression in pregnancy." *The American journal of psychiatry*, vol. 160,2 (2003): 385.

Cohen, L. S., et al. "Relapse of depression during pregnancy following antidepressant discontinuation: a preliminary prospective study." *Archives of women's mental health*, vol. 7,4 (2004): 217–21.

Cohen, L. S., et al. "Venlafaxine in the treatment of postpartum depression." *The Journal of clinical psychiatry*, vol. 62,8 (2001): 592–6.

Cohen, Lee S., et al. "Relapse of major depression during pregnancy in women who maintain or discontinue antidepressant treatment." *JAMA*, vol. 295,5 (2006).

Corral, M., et al. "Morning light therapy for postpartum depression." *Archives of women's mental health*, vol. 10,5 (2007): 221–4.

Cox, J. L., et al. "Detection of postnatal depression. Development of the 10-item Edinburgh Postnatal Depression Scale." *The British journal of psychiatry: the journal of mental science*, vol. 150 (1987): 782–6.

Croen, Lisa A., et al. "Antidepressant use during pregnancy and childhood autism spectrum disorders." *Archives of general psychiatry*, vol. 68,11 (2011): 1104–12.

Dagher, Rada K., et al. "Perinatal Depression: Challenges and Opportunities." *Journal of women's health (2002)*, vol. 30,2 (2021): 154–159.

Damkier, Per, and Poul Videbech. "The Safety of Second-Generation Antipsychotics During Pregnancy: A Clinically Focused Review." *CNS drugs*, vol. 32,4 (2018): 351–366.

Dehkordi, Z. R. "The Effects of Infant Massage on Maternal Postpartum Depression: A Randomized Controlled Trial." *Nursing and Midwifery Studies* 2019; 8(1):28–33.

Deligiannidis, Kristina M, y Marlene P Freeman. "Complementary and alternative medicine therapies for perinatal depression." *Best practice & research. Clinical obstetrics & gynaecology*, vol. 28,1 (2014): 85–95.

Deligiannidis, Kristina M., et al. "Zuranolone for the Treatment of Postpartum Depression." *The American journal of psychiatry*, vol. 180,9 (2023): 668–675.

Dennis, Cindy-Lee, y Therese Dowswell. "Psychosocial and psychological interventions for preventing postpartum depression." *The Cochrane database of systematic reviews*, 2 CD001134. 28 feb. 2013.

DeRosa, Nancy, y M. Cynthia Logsdon. "A comparison of screening instruments for depression in postpartum adolescents." *Journal of child and adolescent psychiatric nursing: official publication of the Association of Child and Adolescent Psychiatric Nurses, Inci*, vol. 19,1 (2006): 13–20.

Doan, Therese, et al. "Breast-feeding increases sleep duration of new parents." *The Journal of perinatal & neonatal nursing*, vol. 21,3 (2007): 200–6.

Donmez, Melike, et al. "Efficacy of bright light therapy in perinatal depression: A randomized, double-blind, placebo-controlled study." *Journal of psychiatric research*, vol. 149 (2022): 315–322.

Earls, M. F., et al. "Incorporating Recognition and Management of Perinatal Depression Into Pediatric Practice." https://pediatrics.aappublications.org/content/pediatrics/143/1/e20183259.full.pdf.

Einarson, A. "Antipsychotic Medication (Safety/Risk) During Pregnancy and Breastfeeding." *Current Women's Health Reviews*, vol. 6 (1) (2010).

Einarson, Adrienne. "Paroxetine use in pregnancy and increased risk of heart defects: Evaluating the evidence." *Canadian family physician Medecin de famille canadien*, vol. 56,8 (2010): 767–8.

Einarson, Adrienne, et al. "Incidence of major malformations in infants following antidepressant exposure in pregnancy: results of a large prospective cohort study." *Canadian journal of psychiatry. Revue canadienne de psychiatrie*, vol. 54,4 (2009): 242–6.

Eleftheriou, Georgios, et al. "Consensus Panel Recommendations for the Pharmacological Management of Pregnant Women with Depressive Disorders." *International journal of environmental research and public health*, vol. 20,16 6565. 11 ago. 2023.

Ersek, Jennifer L, y Larissa R Brunner Huber. "Physical activity prior to and during pregnancy and risk of postpartum depressive symptoms." *Journal of obstetric, gynecologic, and neonatal nursing: JOGNN*, vol. 38,5 (2009): 556–66.

Esaki, Yuichi, et al. "A double-blind, randomized, placebo-controlled trial of adjunctive blue-blocking glasses for the treatment of sleep and circadian rhythm in patients with bipolar disorder." *Bipolar disorders*, vol. 22,7 (2020): 739–748.

Fairbrother, Nichole, et al. "Perinatal anxiety disorder prevalence and incidence." *Journal of affective disorders*, vol. 200 (2016): 148–55.

Falconi, April M., et al. "Doula care across the maternity care continuum and impact on maternal health: Evaluation of doula programs across three states using propensity score matching." *EClinicalMedicine*, vol. 50 101531. 1 jul. 2022.

Fang, Qian, et al. "Effect of peer support intervention on perinatal depression: A meta-analysis." *General hospital psychiatry*, vol. 74 (2022): 78–87.

Felder, Jennifer N., et al. "Efficacy of Digital Cognitive Behavioral Therapy for the Treatment of Insomnia Symptoms Among Pregnant Women: A Randomized Clinical Trial." *JAMA psychiatry*, vol. 77,5 (2020): 484–492.

Felder, Jennifer N. et al. "Endorsement of a single-item measure of sleep disturbance during pregnancy and risk for postpartum depression: a retrospective cohort study." *Archives of women's mental health*, vol. 26,1 (2023): 67–74.

Field, T. "Maternal depression effects on infants and early interventions." *Preventive medicine*, vol. 27,2 (1998): 200–3.

Field, Tiffany. "Postpartum depression effects on early interactions, parenting, and safety practices: a review." *Infant behavior & development*, vol. 33,1 (2010): 1–6.

Field, Tiffany, et al. "Chronic prenatal depression and neonatal outcome." *The International journal of neuroscience*, vol. 118,1 (2008): 95–103.

Field, Tiffany, et al. "Prenatal dysthymia versus major depression effects on the neonate." *Infant behavior & development*, vol. 31,2 (2008): 190–3.

Fisher, Sheehan D. "Paternal Mental Health: Why Is It Relevant?" *American journal of lifestyle* medicine, vol. 11,3 200-211. 16 feb. 2016.

Forman, David R., et al. "Effective treatment for postpartum depression is not sufficient to improve the developing mother-child relationship." *Development and psychopathology*, vol. 19,2 (2007): 585602.

Freeman, Marlene P. "Breastfeeding and antidepressants: clinical dilemmas and expert perspectives." *The Journal of clinical psychiatry*, vol. 70,2 (2009): 291–2.

Freeman, Marlene P. "Omega-3 fatty acids: an ideal treatment for depression in pregnancy?" *Evidence-Based Integrative Medicine* 1 (2004): 43–49.

Freeman, Marlene P., et al. "A prenatal supplement with methylfolate for the treatment and prevention of depression in women trying to conceive and during pregnancy." *Annals of clinical psychiatry, official journal of the American Academy of Clinical Psychiatrists*, vol. 31,1 (2019): 4–16.

Freeman, Marlene P., et al. "Omega-3 fatty acids and supportive psychotherapy for perinatal depression: a randomized placebo-controlled study." *Journal of affective disorders*, vol. 110,1–2 (2008): 142–8.

Friedrich, Joseph, et al. "The grass isn't always greener: The effects of cannabis on embryological development." *BMC pharmacology & toxicology*, vol. 17,1 45. 29 Sep. 2016.

Gao, Shan-Yan, et al. "Selective serotonin reuptake inhibitor use during early pregnancy and congenital malformations: a systematic review and meta-analysis of cohort studies of more than 9 million births." *BMC medicine*, vol. 16,1 205. 12 nov. 2018.

Garbazza, Corrado, et al. "Sustained remission from perinatal depression after bright light therapy: A pilot randomised, placebo-controlled trial." *Acta psychiatrica Scandinavica*, vol. 146,4 (2022): 350–356.

Gavin, Norma I., et al. "Perinatal depression: a systematic review of prevalence and incidence." *Obstetrics and gynecology*, vol. 106,5 Pt 1 (2005): 1071–83.

Geary, Orla, et al. "The effectiveness of mother-led infant massage on symptoms of maternal postnatal depression: A systematic review." *PloS one*, vol. 18,12 e0294156. 13 dic. 2023.

Gjerdingen, Dwenda K, y Barbara P Yawn. "Postpartum depression screening: importance, methods, barriers, and recommendations for practice." *Journal of the American Board of Family Medicine: JABFM*, vol. 20,3 (2007): 280–8.

Gjerdingen, Dwenda, et al. "Postpartum depression screening at well-child visits: validity of a 2-question screen and the PHQ-9." *Annals of family medicine*, vol. 7,1 (2009): 63–70.

Glover, Vivette, y Thomas G O'Connor. "Effects of antenatal stress and anxiety: Implications for development and psychiatry." *The British journal of psychiatry: the journal of mental science*, vol. 180 (2002): 389–91.

Grigoriadis, S., et al. "Benzodiazepine Use During Pregnancy Alone or in Combination With an Antidepressant and

Congenital Malformations: Systematic Review and Meta-Analysis." *The Journal of clinical psychiatry*, vol. 80,4 18r12412. 9 jul. 2019.

Grigoriadis, Sophie, et al. "Antidepressant exposure during pregnancy and congenital malformations: is there an association? A systematic review and meta-analysis of the best evidence." *The Journal of clinical psychiatry*, vol. 74,4 (2013): e293–308.

Grigoriadis, Sophie et al. "The effect of prenatal antidepressant exposure on neonatal adaptation: a systematic review and meta-analysis." *The Journal of clinical psychiatry*, vol. 74,4 (2013): e309–20.

Grigoriadis, Sophie et al. "The impact of maternal depression during pregnancy on perinatal outcomes: a systematic review and meta-analysis." *The Journal of clinical psychiatry*, vol. 74,4 (2013): e321–41.

Grzeskowiak, L. E., et al. "Continuation versus Cessation of Antidepressant Use in the Pre- and Post-Natal Period and Impact on Duration of Breastfeeding. Birth Defects Research Part A." *Clinical and Molecular Teratology* 2014; 100:538–539.

Gunlicks, Meredith L, y Myrna M Weissman. "Change in child psychopathology with improvement in parental depression: a systematic review." *Journal of the American Academy of Child and Adolescent Psychiatry*, vol. 47,4 (2008): 379–389.

Gunn, J. K. L., et al. "Prenatal exposure to cannabis and maternal and child health outcomes: a systematic review and meta-analysis." *BMJ open*, vol. 6,4 e009986. 5 abr. 2016.

Gutierrez-Galve, Leticia et al. "Association of Maternal and Paternal Depression in the Postnatal Period With Offspring

Depression at Age 18 Years." *JAMA psychiatry*, vol. 76,3 (2019): 290–296.

Halushka, P. "St. John's Wort: A Mini-Review of Its Pharmocokinetics and Anti-Depressant Effects. https://www.medscape.com/viewarticle/713605.

Hammen, Constance, y Patricia A Brennan. "Severity, chronicity, and timing of maternal depression and risk for adolescent offspring diagnoses in a community sample." *Archives of general psychiatry*, vol. 60,3 (2003): 253–8.

Hantsoo, Liisa, et al. "A randomized, placebo-controlled, double-blind trial of sertraline for postpartum depression." *Psychopharmacology*, vol. 231,5 (2014): 93948.

Hay, Dale F., et al. "Mothers' antenatal depression and their children's antisocial outcomes." *Child development*, vol. 81,1 (2010): 149–65.

Hendrick, Victoria, y Lori Altshuler. "Management of major depression during pregnancy." *The American journal of psychiatry*, vol. 159,10 (2002): 1667–73.

Hodgkinson, Stacy C., et al. "Depressive symptoms and birth outcomes among pregnant teenagers." *Journal of pediatric and adolescent gynecology*, vol. 23,1 (2010): 16–22.

Hudepohl, Neha, et al. "Perinatal Obsessive-Compulsive Disorder: Epidemiology, Phenomenology, Etiology, and Treatment." *Current psychiatry reports*, vol. 24,4 (2022): 229–237.

Huybrechts, Krista F., et al. "Association Between Methylphenidate and Amphetamine Use in Pregnancy and Risk of Congenital Malformations: A Cohort Study From the International Pregnancy Safety Study Consortium." *JAMA psychiatry*, vol. 75,2 (2018): 167–175.

Huybrechts, Krista F., et al. "Association of In Utero Antipsychotic Medication Exposure With Risk of Congenital Malformations in Nordic Countries and the US." *JAMA psychiatry*, vol. 80,2 (2023): 156–166.

Hviid, Anders et al. "Use of selective serotonin reuptake inhibitors during pregnancy and risk of autism." *The New England journal of medicine*, vol. 369,25 (2013): 2406–15.

Janecka, Magdalena, et al. "Association of Autism Spectrum Disorder With Prenatal Exposure to Medication Affecting Neurotransmitter Systems." *JAMA psychiatry*, vol. 75,12 (2018): 1217–1224.

Jaques, S. C., et al. "Cannabis, the pregnant woman and her child: weeding out the myths." *Journal of perinatology: official journal of the California Perinatal Association*, vol. 34,6 (2014): 417–24.

Kendig, S., et al. "Consensus Bundle on Maternal Mental Health: Perinatal Depression and Anxiety." *Journal of The American College of Obstetricians and Gynecologists* 2017; 0:1–9.

Koren, Gideon, y Hedvig Nordeng. "Antidepressant use during pregnancy: the benefit-risk ratio." *American journal of obstetrics and gynecology*, vol. 207,3 (2012): 157–63.

Koren, Gideon et al. "Is maternal use of selective serotonin reuptake inhibitors in the third trimester of pregnancy harmful to neonates?" *CMAJ: Canadian Medical Association journal = journal de l'Association medicale Canadienne*, vol. 172,11 (2005): 1457–9.

Kronenfeld, Nirit, et al. "Chronic use of psychotropic medications in breastfeeding women: Is it safe?" *PloS one*, vol. 13,5 e0197196. 21 May. 2018.

Lanza di Scalea, Teresa, and Katherine L Wisner. "Antidepressant medication use during breastfeeding." *Clinical obstetrics and* gynecology, vol. 52,3 (2009): 483–97.

Larsen, Søren Vinther, et al. "Depression Associated With Hormonal Contraceptive Use as a Risk Indicator for Postpartum Depression." *JAMA psychiatry*, vol. 80,7 (2023): 682–689.

Leng, Ling Li., et al. "Antenatal mobile-delivered mindfulness-based intervention to reduce perinatal depression risk and improve obstetric and neonatal outcomes: A randomized controlled trial." *Journal of affective disorders*, vol. 335 (2023): 216–227.

Lewandowski, R. Eric, et al. "Predictors of Positive Outcomes in Offspring of Depressed Parents and Non-depressed Parents Across 20 Years." *Journal of child and family studies*, vol. 23,5 (2014): 800–811.

Li, Wei, et al. "Effectiveness of Acupuncture Used for the Management of Postpartum Depression: A Systematic Review and Meta-Analysis." *BioMed research international*, vol. 2019 6597503. 20 Mar. 2019.

Li, Xinyuan, et al. "Effectiveness of cognitive behavioral therapy for perinatal maternal depression, anxiety and stress: A systematic review and meta-analysis of randomized controlled trials." *Clinical psychology review*, vol. 92 (2022): 102129.

Lindahl, V., et al. "Prevalence of suicidality during pregnancy and the postpartum." *Archives of women's mental health*, vol. 8,2 (2005): 77–87.

Louik, Carol, et al. "First-trimester use of selective serotonin-reuptake inhibitors and the risk of birth defects." *The New England journal of medicine*, vol. 356,26 (2007): 2675–83.

Manber, Rachel, et al. "Acupuncture for depression during pregnancy: a randomized controlled trial." *Obstetrics and gynecology*, vol. 115,3 (2010): 511–520.

Marchand, Greg, et al. "Birth Outcomes of Neonates Exposed to Marijuana in Utero: A Systematic Review and Meta-analysis." *JAMA network open*, vol. 5,1 e2145653. 4 ene. 2022.

Marcus, Sheila M. "Depression during pregnancy: rates, risks and consequences—Motherisk Update 2008." *The Canadian journal of clinical pharmacology*, vol. 16,1 (2009): e15–22.

Marcus, Sheila M., et al. "Depressive symptoms among pregnant women screened in obstetrics settings." *Journal of women's health (2002)*, vol. 12,4 (2003): 373–80.

Maschi, S., et al. "Neonatal outcome following pregnancy exposure to antidepressants: a prospective controlled cohort study." *BJOG: an international journal of obstetrics and gynaecology*, vol. 115,2 (2008): 28–39.

Maxfield, Louise. "A Clinician's Guide to the Efficacy of EMDR Therapy." *Journal of EMDR Practice and Research* 13 (2019): 239–246.

McKenna, Kate, et al. "Pregnancy outcome of women using atypical antipsychotic drugs: a prospective comparative study." *The Journal of clinical psychiatry*, vol. 66,4 (2005): 444–9.

Meador, Kimford J., et al. "Cognitive function at 3 years of age after fetal exposure to antiepileptic drugs." *The New England journal of medicine*, vol. 360,16 (2009): 1597–605.

Meltzer-Brody, Samantha, y Alison Stuebe. "The long-term psychiatric and medical prognosis of perinatal mental illness." *Best practice & research. Clinical obstetrics & gynaecology*, vol. 28,1 (2014): 49–60.

Meng, Lin-Chieh et al. "Benzodiazepine Use During Pregnancy and Risk of Miscarriage." *JAMA psychiatry* vol. 81,4 (2024): 366-373.

Metz, Torri D., et al. "Cannabis Exposure and Adverse Pregnancy Outcomes Related to Placental Function." *JAMA*, vol. 330,22 (2023): 2191–2199.

Michalczyk, Justyna, et al. "Postpartum Psychosis: A Review of Risk Factors, Clinical Picture, Management, Prevention, and Psychosocial Determinants." *Medical science monitor: international medical journal of experimental and clinical research*, vol. 29 e942520. 29 dic. 2023.

Mitchell, J. and J. Goodman. "Comparative effects of antidepressant medications and untreated major depression on pregnancy outcomes: a systematic review." *Archives of Women's Mental Health* Apr 2018; 21(5); 505–516.

Miuli, Andrea, et al. "Beyond the efficacy of transcranial magnetic stimulation in peripartum depression: A systematic review exploring perinatal safety for newborns." *Psychiatry research*, vol. 326 (2023): 115251.

Momen, Natalie C., et al. "In utero exposure to antipsychotic medication and psychiatric outcomes in the offspring." *Neuropsychopharmacology: official publication of the American College of Neuropsychopharmacology*, vol. 47,3 (2022): 759–766.

Moretti, Myla E., et al. "Evaluating the safety of St. John's Wort in human pregnancy." *Reproductive toxicology (Elmsford, N.Y.)*, vol. 28,1 (2009): 96–9.

Morris, Emily, et al. "A Matched Cohort Study of Postpartum Placentophagy in Women With a History of Mood Disorders: No Evidence for Impact on Mood, Energy, Vitamin B$_{12}$ Levels, or Lactation." *Journal of obstetrics and gynaecology Canada: JOGC = Journal d'obstetrique et gynecologie du Canada: JOGC*, vol. 41,9 (2019): 1330–1337.

Moses-Kolko, Eydie L., et al. "Neonatal signs after late in utero exposure to serotonin reuptake inhibitors: literature review and implications for clinical applications." *JAMA*, vol. 293,19 (2005): 2372–83.

Moses-Kolko, Eydie L., et al. "Transdermal estradiol for postpartum depression: a promising treatment option." *Clinical obstetrics and gynecology*, vol. 52,3 (2009): 516–29.

Moss, Michael J., et al. "Cannabis use and measurement of cannabinoids in plasma and breast milk of breastfeeding mothers." *Pediatric research*, vol. 90,4 (2021): 861–868.

Mounts, Kyle O. "Screening for maternal depression in the neonatal ICU." *Clinics in perinatology*, vol. 36,1 (2009): 137–52.

Mulcahy, Rhiannon, et al. "A randomised control trial for the effectiveness of group Interpersonal Psychotherapy for postnatal depression." *Archives of women's mental health*, vol. 13,2 (2010): 125–39.

Netsi, Elena, et al. "Association of Persistent and Severe Postnatal Depression With Child Outcomes." *JAMA psychiatry*, vol. 75,3 (2018): 247–253.

Newport, D. Jeffrey, et al. "Lamotrigine in breast milk and nursing infants: determination of exposure." *Pediatrics*, vol. 122,1 (2008): e223-31.

Nordeng, Hedvig, y Olav Spigset. "Treatment with Selective Serotonin Reuptake Inhibitors in the Third Trimester of Pregnancy: Effects on the Infant." *Drug safety*, vol. 28,7 (2005): 565-581.

Norhayati, M. N., et al. "Magnitude and risk factors for postpartum symptoms: a literature review." *Journal of affective disorders*, vol. 175 (2015): 34-52.

Norman, Emily, et al. "An exercise and education program improves well-being of new mothers: a randomized controlled trial." *Physical therapy*, vol. 90,3 (2010): 348-55.

Nulman, Irena, et al. "Child development following exposure to tricyclic antidepressants or fluoxetine throughout fetal life: a prospective, controlled study." *The American journal of psychiatry*, vol. 159,11 (2002): 1889-95.

Nulman, Irena et al. "Neurodevelopment of children following prenatal exposure to venlafaxine, selective serotonin reuptake inhibitors, or untreated maternal depression." *The American journal of psychiatry*, vol. 169,11 (2012): 1165-74.

Oates, Margaret. "Perinatal psychiatric disorders: a leading cause of maternal morbidity and mortality." *British medical bulletin*, vol. 67 (2003): 219-29.

Occhiogrosso, Mallay, et al. "Persistent pulmonary hypertension of the newborn and selective serotonin reuptake inhibitors: lessons from clinical and translational studies." *The American journal of psychiatry*, vol. 169,2 (2012): 134-40.

O'Hara, M. W., et al. "Efficacy of interpersonal psychotherapy for postpartum depression." *Archives of general psychiatry*, vol. 57,11 (2000): 1039–45.

Oren, Dan A., et al. "An open trial of morning light therapy for treatment of antepartum depression." *The American journal of psychiatry*, vol. 159,4 (2002): 666–9.

Ormsby, Simone M., et al. "The feasibility of acupuncture as an adjunct intervention for antenatal depression: a pragmatic randomised controlled trial." *Journal of affective disorders*, vol. 275 (2020): 82–93.

Ornoy, Asher, y Gideon Koren. "Selective Serotonin Reuptake Inhibitors during Pregnancy: Do We Have Now More Definite Answers Related to Prenatal Exposure?." *Birth defects research*, vol. 109,12 (2017): 898–908.

Orr, Suezanne T., et al. "Maternal prenatal depressive symptoms and spontaneous preterm births among African-American women in Baltimore, Maryland." *American journal of epidemiology*, vol. 156,9 (2002): 797–802.

Orsolini, Laura, et al. "Suicide during Perinatal Period: Epidemiology, Risk Factors, and Clinical Correlates." *Frontiers in psychiatry*, vol. 7 138. 12 ago. 2016.

Palladino, Christie Lancaster, et al. "Homicide and suicide during the perinatal period: findings from the National Violent Death Reporting System." *Obstetrics and gynecology*, vol. 118,5 (2011): 1056–1063.

Paulson, James F., et al. "Individual and combined effects of postpartum depression in mothers and fathers on parenting behavior." *Pediatrics*, vol. 118,2 (2006): 659–68.

Pedersen, L. H., et al. "Prenatal antidepressant exposure and behavioral problems in early childhood--a cohort study." *Acta psychiatrica Scandinavica*, vol. 127,2 (2013): 126–35.

Philpott, Lloyd Frank, et al. "Anxiety in fathers in the perinatal period: A systematic review." *Midwifery*, vol. 76 (2019): 54–101.

Pinheiro, Emily, et al. "Sertraline and breastfeeding: review and meta-analysis." *Archives of women's mental health*, vol. 18,2 (2015): 139–146.

Pope, Carley J, y Dwight Mazmanian. "Breastfeeding and Postpartum Depression: An Overview and Methodological Recommendations for Future Research." *Depression research and treatment*, vol. 2016 (2016): 4765310.

Pope, Carley J., et al. "Recognition, diagnosis and treatment of postpartum bipolar depression." *Expert review of neurotherapeutics*, vol. 14,1 (2014): 19–28.

Prom, Maria C., et al. "A Systematic Review of Interventions That Integrate Perinatal Mental Health Care Into Routine Maternal Care in Low- and Middle-Income Countries." *Frontiers in psychiatry*, vol. 13 859341, 14 mar. 2022.

Qiao, Y., et al. "Effects of depressive and anxiety symptoms during pregnancy on pregnant, obstetric and neonatal outcomes: a follow-up study." *Journal of obstetrics and gynaecology: the journal of the Institute of Obstetrics and Gynaecology*, vol. 32,3 (2012): 237–40.

Ramchandani, Paul G., et al. "Depression in men in the postnatal period and later child psychopathology: a population cohort study." *Journal of the American Academy of Child and Adolescent Psychiatry*, vol. 47,4 (2008): 390–398.

Reck, C., et al. "Prevalence, onset and comorbidity of postpartum anxiety and depressive disorders." *Acta psychiatrica Scandinavica*, vol. 118,6 (2008): 459–68.

Robinson, Gail Erlick. "Controversies about the use of antidepressants in pregnancy." *Journal of nervous and mental disease*, vol. 203,3 (2015): 159–63.

Ronen, Keshet, et al. "Acceptability and Utility of a Digital Group Intervention to Prevent Perinatal Depression in Youths via Interactive Maternal Group for Information and Emotional Support (IMAGINE): Pilot Cohort Study." *JMIR formative research*, vol. 8 e51066. 2 feb. 2024.

Rose, Sherrill, et al. "Electroconvulsive Therapy in Pregnancy: Safety, Best Practices, and Barriers to Care." *Obstetrical & gynecological survey*, vol. 75,3 (2020): 199–203.

Ross, Lori E., et al. "Selected pregnancy and delivery outcomes after exposure to antidepressant medication: a systematic review and meta-analysis." *JAMA psychiatry*, vol. 70,4 (2013): 436-43.

Ross, Lori E., et al. "Sleep and perinatal mood disorders: a critical review." *Journal of psychiatry & neuroscience: JPN*, vol. 30,4 (2005): 247–56.

Rubin-Miller, Lily, et al. "Utilization of digital prenatal services and management of depression and anxiety during pregnancy: A retrospective observational study." *Frontiers in digital health*, vol. 5 1152525, 30 mar. 2023.

Russell, Emily J., et al. "Risk of obsessive-compulsive disorder in pregnant and postpartum women: a meta-analysis." *The Journal of clinical psychiatry*, vol. 74,4 (2013): 377–85.

Ryan, Sheryl A., et al. "Marijuana Use During Pregnancy and Breastfeeding: Implications for Neonatal and Childhood Outcomes." *Pediatrics*, vol. 142,3 (2018): e20181889.

Sanz, Emilio J., et al. "Selective serotonin reuptake inhibitors in pregnant women and neonatal withdrawal syndrome: a database analysis." *Lancet (London, England)*, vol. 365,9458 (2005): 482–7.

Sarris, Jerome, y Marlene P Freeman. "Omega-3 Fatty Acid Supplementation for Perinatal Depression and Other Subpopulations?" *The Journal of clinical psychiatry*, vol. 81,5 20com13489. 1 sep. 2020.

Segre, L. S., et al. "Interpersonal Psychotherapy for Antenatal and Postpartum Depression." *Primary Psychiatry* 2004; 11(3):52–56.

Sharma, Verinder, et al. "Bipolar II postpartum depression: Detection, diagnosis, and treatment." *The American journal of psychiatry*, vol. 166,11 (2009): 1217–21.

Shaw, Richard J., et al. "The relationship between acute stress disorder and posttraumatic stress disorder in the neonatal intensive care unit." *Psychosomatics*, vol. 50,2 (2009): 131–7.

Sheng, Zhihao, et al. "Potential CSF biomarkers of postpartum depression following delivery via caesarian section." *Journal of affective* disorders, vol. 342 (2023): 177–181.

Shi, Peixia, et al. "Maternal depression and suicide at immediate prenatal and early postpartum periods and psychosocial risk factors." *Psychiatry research*vol. 261 (2018): 298–306.

Shi, Yuyan, et al. "The associations between prenatal cannabis use disorder and neonatal outcomes." *Addiction (Abingdon, England)*, vol. 116,11 (2021): 3069–3079.

Schiller, Crystal Edler, et al. "The role of reproductive hormones in postpartum depression." *CNS spectrums*, vol. 20,1 (2015): 48–59.

Sidebottom, Abbey C., et al. "Validation of the Patient Health Questionnaire (PHQ)-9 for prenatal depression screening." *Archives of women's mental health,* vol. 15,5 (2012): 367–74.

Sit, Dorothy K Y, y Katherine L Wisner. "Identification of postpartum depression." *Clinical obstetrics and gynecology*, vol. 52,3 (2009): 456–68.

Smit, Mirte, et al. "Mirtazapine in pregnancy and lactation: data from a case series." *Journal of clinical psychopharmacology*, vol. 35,2 (2015): 163–7.

Smith, Sophie, et al. "Association between antidepressant use during pregnancy and miscarriage: a systematic review and meta-analysis." *BMJ open*, vol. 14,1 e074600. 25 ene. 2024.

Sockol, Laura E. "A systematic review and meta-analysis of interpersonal psychotherapy for perinatal women." *Journal of affective disorders*, vol. 232 (2018): 316–328.

Sørensen, Merete Juul, et al. "Antidepressant exposure in pregnancy and risk of autism spectrum disorders." *Clinical epidemiology*, vol. 5 449-59. 15 nov. 2013.

Sorkhou, Maryam, et al. "Birth, cognitive and behavioral effects of intrauterine cannabis exposure in infants and children: A systematic review and meta-analysis." *Addiction (Abingdon, England)*, 10.1111/add.16370. 15 nov. 2023.

Spinelli, Margaret G., y Jean Endicott. "Controlled clinical trial of interpersonal psychotherapy versus parenting education program for depressed pregnant women." *The American journal of psychiatry*, vol. 160,3 (2003): 555–62.

Sprague, Jennifer, et al. "Pharmacotherapy for depression and bipolar disorder during lactation: A framework to aid decision making." *Seminars in perinatology*, vol. 44,3 (2020): 151224.

Stamou, George, et al. "Cognitive-Behavioural therapy and interpersonal psychotherapy for the treatment of post-natal depression: a narrative review." *BMC psychology*, vol. 6,1 28. 18 jun. 2018.

Stevens, Anja W. M. M., et al. "Risk of recurrence of mood disorders during pregnancy and the impact of medication: A systematic review." *Journal of affective disorders*, vol. 249 (2019): 96–103.

Straub, Loreen, et al., "Association of Antipsychotic Drug Exposure in Pregnancy With Risk of Neurodevelopmental Disorders: A National Birth Cohort Study." *JAMA internal medicine*, vol. 182,5 (2022): 522–533.

Stuart, S., et al. "The prevention and psychotherapeutic treatment of postpartum depression." *Archives of women's mental health*, vol. 6 Suppl 2 (2003): S57–69.

Sundbakk, Lene Maria, et al. "Association of Prenatal Exposure to Benzodiazepines and Z-Hypnotics With Risk of Attention-Deficit/Hyperactivity Disorder in Childhood." *JAMA network open*, vol. 5,12 e2246889. 1 dic. 2022.

Suri, Rita, et al. "Effects of antenatal depression and antidepressant treatment on gestational age at birth and risk of preterm birth." *The American journal of psychiatry*, vol. 164,8 (2007): 1206–13.

Szpunar, Mercedes J., et al. "Risk of major malformations in infants after first-trimester exposure to benzodiazepines: Results from the Massachusetts General Hospital National

Pregnancy Registry for Psychiatric Medications." *Depression and anxiety*, vol. 39,12 (2022).

Tak, Casey R., et al. "The impact of exposure to antidepressant medications during pregnancy on neonatal outcomes: a review of retrospective database cohort studies." *European journal of clinical pharmacology*, vol. 73,9 (2017): 1055–1069.

Van den Bergh, Bea R. H., et al. "Antenatal maternal anxiety and stress and the neurobehavioural development of the fetus and child: links and possible mechanisms. A review." *Neuroscience and biobehavioral reviews*, vol. 29,2 (2005): 237–58.

Van Lieshout, Ryan J., et al. "Effect of Online 1-Day Cognitive Behavioral Therapy-Based Workshops Plus Usual Care vs Usual Care Alone for Postpartum Depression: A Randomized Clinical Trial." *JAMA psychiatry*, vol. 78,11 (2021): 1200–1207.

Viguera, Adele C., et al. "Risk of recurrence in women with bipolar disorder during pregnancy: prospective study of mood stabilizer discontinuation." *The American journal of psychiatry*, vol. 164,12 (2007): 1817–24.

Villar-Alises, Olga, et al., "Prenatal Yoga-Based Interventions May Improve Mental Health during Pregnancy: An Overview of Systematic Reviews with Meta-Analysis." *International journal of environmental research and public health*, vol. 20,2 1556. 14 ene. 2023.

Waqas, Ahmed, et al., "Prevention of common mental disorders among women in the perinatal period: a critical mixed-methods review and meta-analysis." *Global mental health (Cambridge, Inglaterra)*, vol. 9 157-172. 23 mar. 2022.

Warburton, W., et al. "A register study of the impact of stopping third trimester selective serotonin reuptake inhibitor exposure on neonatal health." *Acta psychiatrica Scandinavica*, vol. 121,6 (2010): 471-9.

Weissman, Alicia M, et al. "Pooled analysis of antidepressant levels in lactating mothers, breast milk, and nursing infants." *The American journal of psychiatry*, vol. 161,6 (2004): 1066-78.

Werner, Elizabeth, et al. "Preventing postpartum depression: review and recommendations." *Archives of women's mental health*, vol. 18,1 (2015): 41-60.

Wesseloo, Richard, et al. "Risk of postpartum episodes in women with bipolar disorder after lamotrigine or lithium use during pregnancy: A population-based cohort study." *Journal of affective disorders*, vol. 218 (2017): 394-397.

Wilson, Karen L., et al. "Persistent pulmonary hypertension of the newborn is associated with mode of delivery and not with maternal use of selective serotonin reuptake inhibitors." *American journal of perinatology*, vol. 28,1 (2011): 19-24.

Wisner, K. L., y C. Schaefer. "Psychotropic Drugs," en *Drugs During Pregnancy and Lactation: Treatment Options and Risk Assessment. Academic Press* **2015; 293-339.**

Wisner, K. L., et al. "Prevention of recurrent postpartum depression: a randomized clinical trial." *The Journal of clinical psychiatry*, vol. 62,2 (2001): 82-6.

Wisner, Katherine L., et al. "Major depression and antidepressant treatment: impact on pregnancy and neonatal outcomes." *The American journal of psychiatry*, vol. 166,5 (2009): 557-66.

Wisner, Katherine L., et al. "Onset timing, thoughts of self-harm, and diagnoses in postpartum women with screenpositive depression findings." *JAMA psychiatry*, vol. 70,5 (2013): 490–8.

Wisner, Katherine L., et al. "Timing of depression recurrence in the first year after birth." *Journal of affective disorders*, vol. 78,3 (2004): 249–52.

Yamamoto-Sasaki, Madoka, et al. "Association between antidepressant use during pregnancy and autism spectrum disorder in children: a retrospective cohort study based on Japanese claims data." *Maternal health, neonatology and perinatology*, vol. 5 1. 10 ene. 2019.

Yan, Jing, et al. "Association between Duration of Folic Acid Supplementation during Pregnancy and Risk of Postpartum Depression." *Nutrients*, vol. 9,11 1206. 2 nov. 2017.

Yonkers, K., et al. "Management of Bipolar Disorder During Pregnancy The Postpartum Period." *Focus* 2005; 3:266–279.

Yonkers, Kimberly A., et al. "The management of depression during pregnancy: a report from the American Psychiatric Association and the American College of Obstetricians and Gynecologists." *General hospital psychiatry*, vol. 31,5 (2009): 403–13.

Young, Sharon M., et al. "Placentophagy's effects on mood, bonding, and fatigue: A pilot trial, part 2." *Women and birth: journal of the Australian College of Midwives*, vol. 31,4 (2018): e258–e271.

Yu, Hang, et al. "Perinatal Depression and Risk of Suicidal Behavior." *JAMA network open*, vol. 7,1 e2350897. 2 ene. 2024.

Zepeda, Rossana C., et al., "St. John's Wort usage in treating of perinatal depression." *Frontiers in behavioral neuroscience*, vol. 16 1066459. 5 ene. 2023.

Zhang, Mi-Mi, et al. "The efficacy and safety of omega-3 fatty acids on depressive symptoms in perinatal women: a meta-analysis of randomized placebo-controlled trials." *Translational psychiatry*, vol. 10,1 193. 17 jun. 2020.

Zhang, Sheng, et al. "The role of gut microbiota in the pathogenesis and treatment of postpartum depression." *Annals of general psychiatry*, vol. 22,1 36. 27 sep. 2023.

Zimmermann, Martha, et al. "Can psychological interventions prevent or reduce risk for perinatal anxiety disorders? A systematic review and meta-analysis." *General hospital psychiatry*, vol. 84 (2023): 203–214.

Apéndice

Terminología

aceite de pescado omega-3—El grado farmacéutico es la forma más pura de aceite de pescado y contiene la mayor cantidad de ácidos grasos omega 3 de EPA y DHA (los ácidos grasos "esenciales"). No todos los productos son iguales. Busque un producto que tenga un Certificado de Análisis, que esté aprobado por USP (Farmacopea de los Estados Unidos) o que un tercero haya probado su pureza. Asegúrese de verificar las cantidades de EPA y DHA para asegurarse de obtener 1000 mg de EPA. Le recomendamos que se asegure de comprar aceite de pescado capturado de manera que proteja el ecosistema del océano. ¡Lea la etiqueta atentamente!

alucinación—algo que una persona ve (alucinación visual) o escucha (alucinación auditiva) pero otras personas no. A menudo, las alucinaciones tienen contenido religioso, por ejemplo, escuchar la voz de Dios o de Satanás. Estas alucinaciones a menudo incluyen órdenes, que le dicen a la persona que debe hacer ciertas cosas.

cortisol—Conocido como "la hormona del estrés". El cortisol es una hormona secretada por las glándulas adrenales durante estados de ansiedad o agitación.

depresión—Un trastorno común caracterizado por estado de ánimo triste, irritabilidad, alteraciones del sueño y del apetito, pérdida de placer, fatiga y desesperanza. La depresión puede ser causada por distintos factores, incluyendo factores bioquímicos, emocionales y psicológicos.

estimulación magnética transcraneal (TMS, por sus siglas en inglés)—TMS es una terapia que utiliza campos electromagnéticos para estimular áreas del cerebro que pueden ser poco activas en personas que sufren de depresión. Esta terapia debe ser recetada y administrada por un médico, generalmente un psiquiatra. Los pacientes se sientan en una silla especial (como en el dentista), y se coloca una bobina magnética en su cabeza durante hasta una hora en cada sesión de tratamiento. Los pacientes están totalmente alertas durante las sesiones y pueden leer o mirar televisión. El tratamiento se realiza todos los días (al menos 5 días por semana) durante 4 a 6 semanas, generalmente en un consultorio. Puede conducir hacia las sesiones y de regreso. El efecto secundario más común observado es el dolor de cabeza. Algunas compañías de seguros cubren estos tratamientos.

etiología—La causa o el origen de una enfermedad.

fobia—Miedo persistente e irracional de un objeto, actividad o situación específica. Este miedo suele llevar a evitar el objeto o la situación temida o a experimentarla con miedo. Las fobias comunes incluyen el miedo a las alturas, a volar en avión, a los lugares pequeños y a las arañas.

higiene del sueño—Una variedad de prácticas que ayudan a promover un buen sueño. Algunas de estas incluyen asegurarse de que su habitación sea oscura, tranquila y relajante. Evite el alcohol, la cafeína y el tabaco cerca de la hora de acostarse. Apague las luces brillantes y apague los dispositivos electrónicos una hora antes de acostarse y use lentes que bloqueen la luz azul. Tener mascotas en la cama a veces puede interrumpir el sueño.

hipomanía—A veces se confunde con la alegría normal y la excitación de tener un nuevo bebé. Los síntomas hipomaníacos incluyen actividad intencionada creciente, hablar excesivamente, pensamientos acelerados, menor necesidad de sueño, distracción e irritabilidad. No hay ninguna dificultad significativa que le impida a la mujer desenvolverse, pero la hipomanía se asocia con episodios depresivos significativos más adelante en el período postparto.

idea delirante—Una creencia falsa. Una persona puede sentirse perseguida o espiada o creer que no es ella misma. A menudo estos pensamientos tienen contenido religioso.

inestabilidad del estado de ánimo—Cuando los estados de ánimo cambian rápidamente. Por ejemplo, el humor puede cambiar de feliz a triste.

insomnio—Incapacidad para dormir. Esto puede incluir dificultad para dormirse o dificultad para permanecer dormido.

luces azules bajas—Los televisores, las computadoras y bombillas contienen rayos de luz azul. La luz azul le dice a su cerebro que no produzca melatonina, una hormona que ayuda a su cuerpo a dormir. El sueño mejora cuando aumenta su nivel de melatonina. Puede comprar anteojos especiales o bombillas que filtren la luz azul (para poder seguir viendo televisión o estar en su computadora). Recomendamos LowBlueLights.com.

manía—Un síntoma del trastorno bipolar (ver definición) caracterizado por excitación exagerada, hiperactividad y pensamientos acelerados y confusos. Una persona que atraviesa un estado maníaco siente furor emocional y a menudo no tiene buen juicio. Puede hablar rápido y sentir que necesita dormir o comer poco. Los pensamientos suelen ser confusos y la persona suele tener comportamientos sexuales, sociales y físicos poco saludables, por ejemplo, tener comportamientos sexuales inadecuados o realizar cantidades excesivas de compras.

medicamento psicotrópico—Medicamento que actúa sobre el equilibrio químico del cerebro y tiene efectos sobre los procesos de pensamiento o los estados de sentimiento. Los antidepresivos y los ansiolíticos pertenecen a esta categoría.

medicina complementaria y alternativa (MCA)—Estos tratamientos cubren una amplia variedad de terapias. Los tratamientos complementarios son aquellos utilizados como mejoras *además* del tratamiento principal. Los tratamientos alternativos se usan *en lugar de* medicación.

neurotransmisor—Las sustancias químicas liberadas por las células nerviosas que llevan información de una célula a otra. Este tipo de sustancia química transmite mensajes en el cerebro. Algunos neurotransmisores son la serotonina, la norepinefrina y la dopamina.

posparto—El período después de que la madre da a luz. Una enfermedad se considera enfermedad posparto si comienza en el primer año después del nacimiento.

prenatal—Durante el embarazo.

psicoanálisis—Forma de psicoterapia que se concentra en los factores inconscientes que afectan las relaciones y los patrones de comportamiento actuales. El psicoanálisis rastrea los factores hasta sus orígenes, muestra cómo cambiaron con el paso del tiempo y ayuda al paciente a sobrellevar la vida adulta. El paciente habla y el terapeuta principalmente escucha. La terapia tiene lugar cuatro o cinco veces por semana y puede continuar durante años. Este es el tipo de terapia que se muestra a menudo en películas o en televisión.

psicosis—Trastorno mental extremo y potencialmente peligroso que incluye la pérdida de contacto con la realidad. La persona psicótica presenta comportamientos irracionales y tiene alucinaciones e ideas delirantes. Requiere hospitalización y medicación. Actualmente se piensa que la mayoría de los casos de psicosis posparto se deben a trastorno bipolar. Las mujeres con psicosis tienen una tasa mayor de suicidio y de infanticidio (matar al bebé).

psicoterapia interpersonal (IPT, por sus siglas en inglés)—La terapia interpersonal es un tipo de psicoterapia breve y altamente estructurada que trata asuntos interpersonales. Este modelo de terapia ha demostrado ser eficaz para el tratamiento de los trastornos del ánimo y de ansiedad prenatales y posparto.

La terapia interpersonal ayuda al paciente a resolver problemas, por ejemplo, desacuerdos, sentimientos de aislamiento, ajuste a nuevos roles, o ayuda para sobrellevar una pérdida. El terapeuta trabaja dentro de un marco de colaboración.

recaída—Volver a enfermarse después de un período de bienestar.

terapia cognitiva basada en la atención plena (MBCT, por sus siglas en inglés)—Esta terapia combina las ideas y herramientas de la terapia cognitiva con prácticas meditativas y ejercicios de respiración. La atención plena ayuda a enfocar la conciencia en el momento presente, con calma y sin juzgar, al tiempo que se reconocen los sentimientos, los pensamientos y las sensaciones corporales.

terapia conductual cognitiva (CBT, por sus siglas en inglés)—Se han realizado extensas investigaciones sobre la terapia conductual cognitiva y se ha concluido que es una forma de psicoterapia muy eficaz para problemas perinatales.

En este tipo de terapia, el terapeuta tiene un papel activo en el proceso terapéutico y suministra una estructura clara y un enfoque para el tratamiento. La terapia cognitiva le enseña al paciente de qué manera algunos patrones de pensamiento, creencias o comportamientos crean síntomas como depresión, ansiedad o enojo. El terapeuta trabaja junto al paciente para ayudarle a desarrollar nuevas maneras de pensar y de actuar positivas. Este tipo de terapia brinda apoyo al paciente y lo alienta a crear objetivos prácticos y específicos, así como las técnicas para alcanzar esos objetivos. Se enfoca en la creación de nuevas habilidades.

terapia electroconvulsiva (ECT, por sus siglas en inglés)—Procedimiento médico utilizado para tratar la depresión severa, el trastorno bipolar y la psicosis, incluso durante el embarazo. La terapia electroconvulsiva se realiza bajo anestesia 2 o 3 veces por semana durante 6 a 12 sesiones. Puede proporcionar una mejora rápida de los síntomas. Los efectos secundarios pueden incluir pérdida de memoria y dolores musculares.

trastorno bipolar—También conocido como trastorno maníaco depresivo. Se caracteriza por cambios en el estado de ánimo que van de maníaco (ver "manía") a deprimido. Muchos investigadores creen que esta enfermedad tiene un fuerte componente genético. El trastorno bipolar ocurre en un espectro de gravedad. El trastorno bipolar I incluye episodios repetidos de manía y depresión. El trastorno bipolar II se caracteriza por períodos recurrentes de hipomanía y depresión. Los episodios maníacos pueden incluir alucinaciones e ideas delirantes, lo que provoca una emergencia médica. Las fluctuaciones hipomaníacas pueden incluir problemas para dormir, irritabilidad, agitación, ansiedad y dificultad para concentrarse. A menudo a las personas se las consideran de carácter cambiante o "malhumoradas". A menudo hay antecedentes de un miembro de la familia (que puede no haber sido diagnosticado nunca) con trastorno bipolar.

trastorno de pánico—Durante un ataque de pánico, la persona puede sentir síntomas que incluyen miedo intenso, respiración rápida, sudor, náuseas, mareos y entumecimiento u hormigueo. Quienes sufren estos ataques a menudo temen un nuevo ataque de pánico y pueden desarrollar conductas para evitar situaciones que piensan que podrían desencadenar un ataque.

trastorno del ánimo o de ansiedad perinatal (PMAD, por sus siglas en inglés)—Un trastorno del estado de ánimo (por ejemplo, depresión o ansiedad) que comienza durante el embarazo o durante el primer año posparto.

trastorno disfórico premenstrual (PMDD, por sus siglas en inglés)—Una combinación de síntomas que aparecen una o dos semanas antes de la menstruación y desaparecen dentro de la semana posterior del inicio de la menstruación. Los síntomas comunes incluyen hinchazón, calambres, irritabilidad, fatiga, enojo y depresión. Aproximadamente el 75 % de las mujeres experimentan algún grado de los síntomas premenstruales que afectan el estado de ánimo.

trastorno obsesivo-compulsivo—Se produce en una de cada 100 personas. Está relacionado con un desequilibrio químico en el cerebro. Esta enfermedad empeora durante períodos de estrés. Las obsesiones son pensamientos que aparecen de repente y son repetitivos. Incluso cuando se las conforta, las personas con obsesiones siguen preocupándose o teniendo pensamientos repetitivos. Las compulsiones son acciones repetitivas para reducir la ansiedad producida por la obsesión. Las compulsiones a menudo consisten en limpiar, verificar (por ejemplo, verificar las cerraduras de las puertas o que el bebé esté respirando) o contar (por ejemplo, el número de pañales en la bolsa). Una persona puede tener sólo obsesiones, u obsesiones y compulsiones.

trastorno por déficit de atención / hiperactividad (ADHD, por sus siglas en inglés)—el ADHD suele ser un trastorno de salud mental de por vida que se observa en niños y adultos. Los síntomas incluyen dificultad para enfocarse, con comportamiento hiperactivo e impulsivo que puede causar dificultades en las relaciones y el desempeño laboral.

trastorno por estrés postraumático (PTSD, por sus siglas en inglés)—Este trastorno puede producirse después de un acontecimiento que ponga en riesgo la vida o provoque lesiones como, por ejemplo, ataque o abuso sexual, o un parto traumático. Las personas que padecen de estrés postraumático a menudo tienen pesadillas y recuerdos muy vivos del acontecimiento traumático, tienen dificultades para dormir y se sienten distantes. Los síntomas pueden ser intensos y pueden dificultar en forma significativa la vida cotidiana.

Profesionales de la salud (EE. UU.)

Nota: Las licencias varían de un estado a otro. Asimismo, la información acerca de trastornos emocionales perinatales no suele ser parte de la mayoría de los programas de capacitación. Consulte la sección del Capítulo 3 que contiene información sobre cómo encontrar un terapeuta o psiquiatra calificado.

asesora de lactancia (lactation consultant)—Especialistas capacitadas, a veces certificadas, que suministran apoyo y educación acerca del amamantamiento. Una asesora de lactancia puede ayudar en cuestiones como amamantar, usar sacaleches, alimentar con biberón y destetar.

asistente médico (physician assistant, PA)—Los PA son profesionales médicos que diagnostican enfermedades, desarrollan y manejan planes de tratamiento, recetan medicamentos y, a menudo, sirven como los principales proveedores de atención médica de los pacientes. Los PA pueden tener certificación de especialidad en psiquiatría. La mayoría deben trabajar bajo la supervisión de un médico (MD o DO).

certificación en salud mental perinatal (PMH-C, por sus siglas en inglés): los PMH son profesionales de la salud mental, profesionales afines (como doulas y consultoras de lactancia) y los profesionales médicos que emiten recetas pueden obtener la certificación en salud mental perinatal. (Consulte postpartum.net para encontrar un proveedor certificado o para obtener más información sobre cómo obtener la certificación).

consejero clínico profesional con licencia (licensed clinical professional counselor, LCPC)—Un LCPC es un profesional que tiene una maestría en salud mental. No están autorizados a recetar medicamentos.

doula o asistente de parto (doula, birth doula)—La palabra *doula* proviene de una palabra griega que significa "sirviente de la mujer." El rol de una doula certificada es suministrar apoyo físico y emocional a las mujeres y a sus parejas durante el trabajo de parto y el parto. Las doulas no realizan tareas clínicas como exámenes vaginales o controles del ritmo cardíaco fetal. Las doulas no están capacitadas para diagnosticar condiciones médicas o psicológicas o dar consejos médicos; su trabajo consiste en apoyar a las mujeres para que se respeten sus preferencias durante el trabajo de parto y el parto. Las doulas educan a las mujeres con respecto a medidas de confort físico y emocional durante el trabajo de parto, el parto y el período inmediatamente posterior al parto, incluyendo la lactancia materna inicial.

doula posparto (postpartum doula)—Hay una diferencia entre una doula que asiste durante el nacimiento y una doula posparto. Las doulas posparto proporcionan apoyo físico, emocional y educativo para las mujeres y sus parejas después de que el bebé llega a la casa. Las doulas posparto certificadas tienen certificación en reanimación cardiopulmonar y están capacitadas para brindar apoyo para la lactancia, el cuidado de recién nacidos, nutrición y el ajuste emocional a la tarea de ser padres durante las primeras semanas de vida del bebé. A menudo, las doulas posparto ayudan con tareas de la casa y preparan comidas. Para obtener más información sobre los organismos de certificación, consulte la sección de Recursos.

Preguntas para ayudar a seleccionar una doula:

¿Tiene certificación?

¿Tiene capacitación en depresión posparto?

¿Qué opina acerca del uso de medicación para la depresión?

¿Qué recursos locales nos puede recomendar en caso de depresión posparto?

endocrinólogo (endocrinologist)—Un médico (MD) especializado en el tratamiento de problemas relacionados con las hormonas. Los endocrinólogos suelen tratar problemas de tiroides.

enfermera-partera certificada (certified nurse-midwife, CNM)—Una enfermera-partera certificada es una profesional de la salud capacitada en enfermería y en asistencia a mujeres antes, durante y después del parto. Brinda atención médica primaria a mujeres en edad fértil, incluyendo atención prenatal, atención durante el trabajo de parto y el parto, atención después del parto, exámenes ginecológicos, atención del recién nacido, asistencia sobre planificación familiar, asistencia previa al embarazo, manejo de la menopausia y asesoramiento sobre mantenimiento de la salud. Las enfermera-parteras certificadas se encargan de más del 9 % de los partos en los Estados Unidos. Muchas están autorizadas a recetar medicamentos.

enfermera psiquiátrica (psychiatric nurse, APRN)—Las enfermeras certificadas que reciben educación adicional y obtienen un título de maestría o doctorado pueden recibir una certificación de práctica avanzada (APRN, por las siglas en inglés de Advanced Practice Registered Nurse) en una especialidad. Realizan la gama completa de atención psiquiátrica a individuos, familias, grupos y comunidades y, en la mayoría de los estados, están autorizadas a recetar medicamentos. Las enfermeras con título APRN pueden atender pacientes en forma independiente.

partera (midwife)—Ver "enfermera partera certificada" y "partera certificada". Algunas mujeres realizan el trabajo de parteras sin licencia. Asegúrese de preguntar a la partera acerca de su capacitación y su licencia.

partera certificada (certified midwife, CM)—Una partera certificada es una profesional capacitada para asistir a mujeres durante el parto. Cuenta con certificación del American College of Nurse-Midwives. Brinda atención médica primaria a mujeres, incluyendo atención prenatal, atención durante el trabajo de parto y el parto, atención después del parto, exámenes ginecológicos, atención del recién nacido, asistencia sobre planificación familiar, asistencia previa al embarazo, manejo de la menopausia y asesoramiento sobre mantenimiento de la salud.

psicólogo clínico (clinical psychologist)—Profesionales de salud mental que tienen un título de doctorado en psicología (PhD, PsyD o EdD). Tienen amplia capacitación clínica en investigación, evaluación y aplicación de distintas terapias psicológicas. Los psicólogos clínicos se dedican al estudio, diagnóstico, tratamiento y prevención de trastornos mentales y emocionales. No están autorizados a recetar medicamentos.

psicoterapeuta (psychotherapist)—Puede ser un psicólogo clínico, un psiquiatra, un consejero profesional, un trabajador social u otro profesional de salud mental. Sólo un médico, un especialista en enfermería clínica, un asistente médico y, en algunos estados, un psicólogo puede recetar medicamentos.

psiquiatra (psychiatrist)—Estos profesionales de salud mental tienen título de doctores en medicina (MD). Cuentan con capacitación avanzada en diagnóstico psiquiátrico, psicofarmacología (manejo de medicación en casos de salud mental) y psicoterapia. Estos médicos son los expertos en recetar medicamentos psicotrópicos.

terapeuta matrimonial y familiar (marriage and family therapist, MFT)—Los MFT son profesionales con una licencia de nivel de maestría, similares a los Trabajadores Sociales Clínicos Licenciados y a los Consejeros Profesionales Licenciados. Estos profesionales tienen capacitación en terapia individual, de pareja y familiar. No están autorizados a recetar medicamentos.

trabajador social psiquiátrico (psychiatric social worker)—Estos profesionales de salud mental tienen título de maestría en trabajo social (MSW) y están capacitados para reconocer el impacto de factores ambientales en los trastornos mentales. La sigla LCSW designa a los trabajadores sociales clínicos con licencia (Licensed Clinical Social Worker). Estos profesionales no pueden recetar medicamentos.

Recomendaciones y premios

Más allá de la melancolía es un recurso recomendado por muchos profesionales, organizaciones, agencias e instituciones educativas, tales como:

Armada de los Estados Unidos

Brooke Shields, actriz y escritora sobre la depresión postparto

Childbirth and Postpartum Professional Association (CAPPA)

Departamento de salud del estado de Nueva York

Departamento de salud regional de Durham, Canadá

Departamento de Salud y Servicios Sociales de los Estados Unidos

First 5 Butte County, California

International Childbirth Education Association. (ICEA)

Michigan Spectrum Health

Pine Rest Christian Mental Health Services

Postpartum Support International (PSI)

Rex Health Center, University of North Carolina

Los premios incluyen:

iParenting Media Award

Premio de oro, National Parenting Publications

Premio de bronce, National Health Information

Seminarios, capacitación, talleres y consulta

Las doctoras Bennett e Indman ofrecen consultas, charlas y capacitación sobre trastornos perinatales a una amplia gama de profesionales y organizaciones. Los temas incluyen:
- Evaluación, diagnóstico y prevención
- Modelos y técnicas de psicoterapia
- Investigaciones recientes sobre psicofarmacología perinatal
- Consecuencias de enfermedades no tratadas
- Recursos para ayudar a familias que sufren.

Adaptan sus presentaciones para a las necesidades e intereses de los participantes. Trabajan individualmente o en equipo; pueden proporcionar cualquier tipo de programa en su institución, desde una charla breve hasta un seminario completo de dos días. Póngase en contacto con ellas directamente para coordinar y obtener información sobre tarifas.

Comuníquese con Shoshana Bennett o Pec Indman directamente:

Shoshana S. Bennett, PhD, PMH-C
DrShosh.com

Pec Indman, PA, EdD, MFT, PMH-C
pecfish@gmail.com

Acerca de las autoras

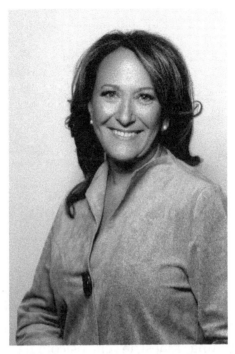

SHOSHANA BENNETT, PhD, PMH-C ("Dr. Shosh"), mamá de Elana y Aaron, fundó Postpartum Assistance for Mothers en 1987 tras su experiencia con dos gravísimos episodios de depresión posparto. Es autora de *Children of the Depressed, Pregnant on Prozac* y *Postpartum Depression for Dummies*. Participa en programas televisivos a nivel nacional como experta posparto y los noticieros la consultan a menudo. Participa en entrevistas radiales a nivel nacional y ha sido citada en muchos diarios y revistas. Es expresidenta de Postpartum Support International, destacada conferenciante invitada, oradora principal, creadora de la primera aplicación para depresión posparto, productora ejecutiva de la película *Dark Side of the Full Moon (El Lado Oscuro de la Luna Llena)* y cofundadora del Postpartum Action Institute. Obtuvo tres credenciales de enseñanza, dos maestrías, un doctorado y cuenta con una licencia como psicóloga clínica.

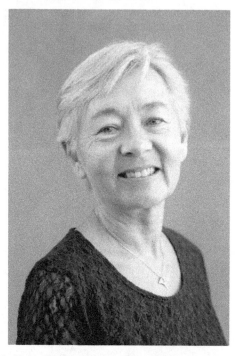

PEC INDMAN, PA, EdD, MFT, PMH-C tiene un doctorado en psicoterapia y una maestría en psicología de la salud. Es terapeuta matrimonial y familiar (jubilada) y cuenta con certificación nacional en Salud Mental Perinatal. Se formó como asistente médica para consultorios de medicina familiar en Johns Hopkins University. La Dra. Indman es la exdirectora de educación y capacitación de Postpartum Support International y forma parte del Consejo Asesor de PSI. Desarrolla planes de estudios para Postpartum Support International y es capacitadora de esta organización. La Dra. Indman ha sido entrevistada en radio y televisión. También ha dado entrevistas a revistas y periódicos, y ha participado en videos. La Dra. Indman ha participado como asesora experta en muchos programas federales y locales, y ha hecho presentaciones a una amplia gama de audiencias a nivel nacional e internacional. También es revisora de varias revistas y programas de salud mental de la mujer. Es una ávida buceadora y fotógrafa submarina.

Índice

Abilify 124

aborto espontáneo 24, 36, 118–121, 124

ácido fólico 106, 127

ácido valproico 116, 126, 133

ácidos grasos omega-3 111–112, 169

acupuntura 18, 112

alcohol 59, 84, 101, 104, 113, 170

alprazolam 119, 130

alucinaciones 90, 169

Ambien 127

amitriptilina 127

ansiolíticos 119, 130, 132

antidepresivos 57–60, 91, 110, 118, 120-124, 127, 130

antipsicóticos "atípicos" 124–125, 131, 132, 133, 135

aripiprazol 124

Ativan 119, 130

autismo 104, 122

Baby Blues, o melancolía posparto 18, 66

Benadryl 127

benzodiacepina 119–120

brexanolona 123, 135

cannabis 84, 112–113

carbamazepina 58, 116, 126, 133

clonazepam 119

cortisol 18, 169

COVID-19 14, 41

Cuestionario de Salud del Paciente-9 (PHQ-9) 81–82, 85–86, 95, 97

Depakote 116, 126–127, 133

Depo-Provera 129

depresión perinatal 14–19, 22–23, 35–36, 40–41, 43–45, 49–50, 54–55, 59, 62–65, 71–72, 74, 80–81, 91, 93, 96, 102–106, 111–112, 117–118, 122-124, 129–130, 134, 136, 169

desencadenantes, evitar posibles 32

desensibilización y reprocesamiento por movimientos oculares (EMDR) 108–109

Deseryl 127

destetar al bebé 89, 96, 176

diazepam 119

difenhidramina 127

doulas 44, 50, 93–95

doxilamina 127

Elavil 127

encapsulación placentaria 115

Escala de Evaluación de Depresión Posparto (PDSS) 85–86

estabilizadores del estado de ánimo 125–126, 131

estimulación magnética transcraneal (TMS) 25, 112, 134–135, 169

estrógeno 129

Evaluación de Depresión Postnatal de Edimburgo (EPDS) 81–82, 85, 95, 97

evaluación del riesgo

    Preembarazo y embarazo / prenatal 82–84

    Posparto 85–89

fenitoína 58

fototerapia 110–111

Haldol 124

haloperidol 124

Hierba de San Juan 110, 114–115

hierbas 59, 84, 89, 114

hipomanía 33, 110, 170, 174

idea delirante 30, 90, 171, 172, 174

infanticidio 15, 30, 173

insomnio 6, 84, 89, 127, 171

Klonopin 119

lactancia/leche materna 35, 44, 47, 52–54, 58, 91, 93, 96–97, 102, 112–114, 115, 117, 124, 127, 130–132, 176, 177

Lamictal 126, 133

lamotrigina 58, 126, 133

litio 126, 133

lorazepam 119, 130

manía 30, 33, 110, 111, 126, 171

marihuana 84, 101, 112–114

masaje 29, 50, 103, 110

medicina complementaria y alternativa (MCA) 109–115, 133–136, 172

melancolía posparto o *Baby Blues* 18, 66

olanzapina 124

padres, depresión 102–103

padres, factores de riesgo 62

paroxetina 122

Paxil 122

pérdida perinatal 13, 20, 24, 36–37, 92, 94, 107

prevención 104–106, 108, 109, 111, 136

progesterona 129

psicosis 16, 29–30, 83, 88, 90, 91, 94, 125, 131, 132, 172–173

psicoterapia interpersonal (IPT) 41, 105, 173

quetiapina 124

SAMe 110

seguro 40–41

Seroquel 124

síndrome premenstrual (PMS) 24, 84

sueño 17, 20, 22–23, 28, 30, 37, 46–47, 62, 65, 85–86, 88, 105, 106, 110, 111, 127, 130, 169, 170, 171

suicidio 15, 30, 35, 85, 173

Tegretol 116, 126–127, 133

terapeuta, encontrar un 40–41

terapia cognitiva basada en la atención plena (MBCT) 173

terapia conductual cognitiva (CBT) 27, 41, 105, 108, 127, 173

terapia conductual cognitiva con exposición y prevención de respuesta (CBT con ERP) 27

terapia conductual cognitiva para el insomnio (CBT-I) 127

terapia electroconvulsiva (ECT) 125, 131, 134–135, 174

terapia hormonal 129

terapias y tratamientos alternativos 37, 108–110, 113, 172

tiroides/tiroiditis 20, 24, 28, 60, 87, 89, 128, 178

trastorno bipolar 16, 30, 33–34, 58, 83, 88, 91, 94, 110, 111, 118, 124–126, 131, 133, 171, 172, 174

trastorno de pánico 16, 27–28, 174–175

trastorno del ánimo y de ansiedad perinatal (PMAD) 13–16, 40–41, 45, 46, 47, 77–78, 82, 92–99, 101, 104, 105, 107–109, 116–117, 175 trastorno depresivo mayor (MDD) 19, 175

trastorno disfórico premenstrual del estado de ánimo (PMDD) 24, 84, 175

trastorno obsesivo-compulsivo (OCD) 16, 23, 25–27, 62, 88, 90, 109, 114, 117, 119, 129, 131, 132, 175

trastorno por déficit de atención con hiperactividad (ADHD) 120, 175

trastorno por estrés postraumático (PTSD) 16, 31–32, 176

trazadona 127

Unisom 127

Valium 119

valproato 58

Xanax 119, 130

zolpidem 127

Zulresso 123

zuranolona 123–124, 135

Zurzuvae 123, 139

Zyprexa 124

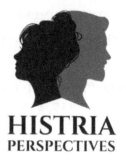